"三好"女人不易老：

情绪好　脾胃好　肾气好

王小云 著

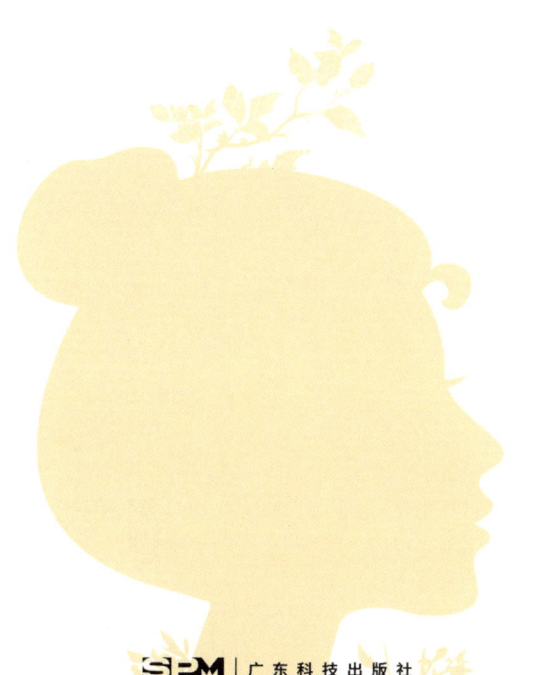

广东科技出版社
全国优秀出版社
·广州·

图书在版编目（CIP）数据

"三好"女人不易老：情绪好　脾胃好　肾气好／王小云著．—广州：广东科技出版社，2024.10（2025.5重印）
ISBN 978-7-5359-8308-4

Ⅰ.①三… Ⅱ.①王… Ⅲ.①女性—补气（中医）—养生（中医）②女性—补血—养生（中医）　Ⅳ.① R212

中国国家版本馆 CIP 数据核字 (2024) 第071842号

"三好"女人不易老：情绪好　脾胃好　肾气好
"Sanhao" Nüren Buyilao: Qingxuhao Piweihao Shenqihao

出 版 人：	严奉强
策划编辑：	高　玲
责任编辑：	高　玲　杜怡枫
封面设计：	二间设计
装帧设计：	张　涵
责任校对：	于强强
责任印制：	彭海波
出版发行：	广东科技出版社
	（广州市环市东路水荫路 11 号　邮政编码：510075）
销售热线：	020—37607413
	https://www.gdstp.com.cn
E-mail：	gdkjbw@nfcb.com.cn
经　　销：	广东新华发行集团股份有限公司
印　　刷：	广州一龙印刷有限公司
	（广州市增城区荔新九路 43 号 1 幢自编 101 房　邮政编码：511340）
规　　格：	787 mm×1 092 mm　1/16　印张 16　字数 260 千
版　　次：	2024 年 10 月第 1 版
	2025 年 5 月第 3 次印刷
定　　价：	59.90 元

如发现因印装质量问题影响阅读，请与广东科技出版社印制室联系调换（电话：020-37607272）。

序言 | 女人不老，重在调内以养外

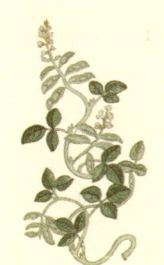

大家好，我是王小云，是广东省中医院的一名中医妇科主任医师。在中医院从医40多年，我的主要工作是帮助女性朋友们解决各种身心烦恼。

经常会有女性朋友问，主任你有什么保养的诀窍吗？有没有中药美容的方子可以保养皮肤或者头发，维持年轻的状态呢？

也有年轻女孩对我说，每个月花很多钱用在护肤、瘦身上，买很贵的面霜，去美容院做皮肤护理，却没有很好的效果，这是为什么呢？

大家听着是不是很熟悉，身边是不是也有这样的朋友呢？常年和女性打交道，类似的话听得多了，让我意识到，进入网络时代，大家能很方便地获取各种信息，也因为这种便利，吸收了很多有偏向性甚至错误的知识，陷入调理和抗衰老的误区。

养于内，美于外

很多女性，特别是年轻女性，只注重外貌的保养，而忽略了身体气血的健康。其实，好的容貌，是好的身体从内到外表现出来的。好气色、好容貌、好体态是标，好气血、好身体是本。就像建造房屋，重要的是打牢地基，地基不牢固，房子外表再好看，也是一时的，风雨猛烈了就会坍塌。

两千多年前的《黄帝内经》"脏象学说"中就提出了"养于内，美于外"的观点，意思是说，身体的内在调养好了，外在美就会随之而来。这个"内"，其实就是指我们气血的状态，脏腑阴阳的状态，也就是身体的内环境。要想有美好的容颜、不老的状态，维护气血畅通、脏腑阴阳平衡是第一位的。

女人以血为本

中医有句话，女人以血为本，以血为用。就是说，在女人的整个生命周期中，美丽和健康都是靠气血滋养的。一个女人的一生，从十多岁来月经，进入青春期，之后经历怀孕、生产、哺乳，再到绝经，最后到老年，这些生理现象都离不开气血，都与气血息息相关。

在生活中，我们也能注意到，用心调养气血的女性，气血充足，整个人的状态也会很好，精神奕奕，面色红润，头发乌黑亮泽，颜值也保养得比较好，不容易衰老，身体也不容易出现健康问题。

现在很多女性因为各种原因，比较难怀孕，看到街头的广告，说什么花钱就能包孕包生，她就心动了，就想通过辅助生殖技术怀孕，也就是试管婴儿，然后做了一次试管婴儿不行，做了第二次又不行，还要做第三次、第四次，结果身体都被掏空了。

中医讲，女人的卵子是精血所化。女性刚出生时，有200万个始基卵泡（原始卵泡），青春期时约有30万个始基卵泡。女性一生中一般只有400~500颗卵泡能够发育成熟并排卵。卵巢中每产生1个卵子，从小小卵泡到卵泡发育成熟，需要85天，将近3个月时间。然后，每个女人在育龄期的时候，1个月真正排出的成熟卵泡平均来说就是1个，最多是2个——每个月排出2个卵子这种情况很少，一般都是每个月排卵1个。可见，我们的卵子是非常珍贵的，真正的是排1颗少1颗。

大家可以想一下，做试管婴儿要促排卵，一次排卵好几个，甚至几十个。在一次又一次促排卵、取卵的过程中，还没来得及调养好身体精血不断亏损，直到再也催不出合格的卵子。做试管婴儿的医生没有办法了，就说你们去找中医试试吧。

于是，这些患者就找到我，请我想办法。我看到她们的时候，年龄虽然只有30多岁，但看上去就像40多或50多岁的样子，比实际年龄衰老很多，真的让人不忍直视。她们就是因为气血亏损，造成了容颜的衰老，身体也出现了各种各样未老先衰的问题。

而在接受中医药治疗和调理气血的过程当中，我发现，她们首先改变的就是容颜：人变得年轻了，原来暗淡无光泽、很难看的脸色，变得红润有光泽了，皱纹少了；身体的很多小毛病也慢慢改善了。最后，这些女性中有很多成功怀孕，有了自己的健康宝宝。

这些充分说明在女人的生命过程中，气血有多么重要。

气血调养，从五脏开始

在日常生活中，大家可能经常听到这样的说法"女人要养肝血""养肾就是养命""脾胃好，气血生化有源"等。这些说法能在某种程度上说明，脏腑、气血对我们健康养生的重要性。

《黄帝内经》中说："人之所有者，血与气耳。"气与血是构成人体系统的根本，也是人体生命活动的物质和能量所在，来源于水谷，化生于脏腑，既是脏腑经络功能的动力，又是脏腑功能活动的产物。人体各部位，特别是五脏，必须依靠气血的滋养，才能正常工作；而充足的气血则由健康的五脏来提供。气血和五脏相互作用，各司其职，又相辅相成，维系着生命的正常运转和活动。

"气血"是个很大的概念，真正要运用在生活中，需从五脏的调养着手。

大家在网上看到了很多关于气血和脏腑的知识，听到了很多的道理，却依然养不好身体，因此，我想通过这本书，帮助大家摆脱误区，认识什么是气血和五脏，怎么根据自己的情况判断和分辨健康问题的不同类型，怎么对症调理，解决自身的健康问题。通过"调内以养外"，让我们保持容颜不易衰老，维持年轻态。

医病，医身，医人

我还想告诉大家，如何去珍惜和保养自己的气血。每个人都知道气血很重要，但有很多人不懂得怎么去珍惜自己的气血，直到生出各种健康问题，有了未老先衰的情况，才开始着急。

这种例子实在太多了。十来岁的女孩子，天天低头看手机，"煲剧"，刷短视频，玩到很晚不睡觉；还有些呢，不注意饮食，要么节食减肥，要么肆意吃煎炸、辛辣、油腻的食物。在很小的时候，这些女孩子就开始耗损气血了，但是她的妈妈也不懂，或者没办法管孩子。所以，现在越来越多的年轻女孩出现了卵巢功能紊乱，未老先衰，还有月经失调的情况，或是结婚以后难以怀孕，这些都与过早消耗气血、损伤脏腑功能有关。

很多人怕老，20多岁的女孩就很重视容貌的保养，她们护肤、化妆，去美容院做卵巢保养的项目等，希望通过这些方法延缓衰老。实际上，这种做法是被动的，只能治标，不能治本。

我见过太多女性朋友，出现了健康问题，被病痛折磨，为提前衰老的身体焦虑，我为她们感到心疼，因为不懂得珍惜健康，不懂得保养气血，结果造成这些痛苦。而这些，其实都是可以通过及时调养，纠正不良的生活习惯，早早避免的。

中医养生的高明之处，就是强调保持身体的阴阳平衡，通过调理脏腑功能，保障经络通畅，生化气血充足，从而保证身体的健康、心情的舒畅以及容貌的姣好。

你们看，通过气血和脏腑的调养，我们不但能治好病，做到"医病"；还能达到身体强健，做到"医身"；最后，因为心境改善让人身心平衡，达到"医人"的最好境界。对我而言，治好病并不是医者的最终目的，帮助人们获得高质量的生活状态、享受生命中的快乐，这才是我一生从医的目标追求。

在医院里，我"医病""医身"；在这里，我想告诉大家如何"医人"，如何珍爱我们女性的身体和容貌，如何在我们共同的努力下，把病治好、把身体养好、把心情调理好，生活也能过得幸福。

经过多年的积累，我总结出很多有效的女性保养的方法，能以内养外调养身体，而且简单方便，易于操作，大家用起来，能够真正起到延缓衰老的作用，身体也不容易生病了，哪怕有些小问题也很容易康复，容貌也会变美。

所以，我用了1年时间，把自己对女性养生的理解，结合多年来临床上积累的经验和遇到的经典病案，写成了这本书。现在，将这些经验分享给大家，希望能够帮到更多的女性，让大家都能学到保养自己、调理自己的方法，帮助自己和家人获得健康和快乐。

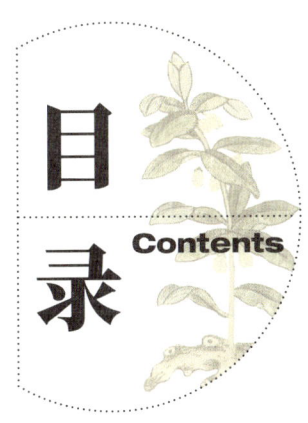

目录 Contents

【调内篇】

2　第一章　女性气血保养从零开始：认识我们的气血

3　中医说的气血，到底是什么？
6　女人养好气血，远离衰老
9　你有气血不足的问题吗？
10　了解你身体真正的需要
12　温补、清补、平补，选择适合自己的补气血方式
13　1分钟舌诊，看出我们身体的问题
16　手掌发出的求救信号，不要忽略！
18　指甲状态代表了什么问题？
21　按揉黄金八部位，畅通气血

26　第二章　女性气血保养法则一：情绪舒畅是关键

27　焦虑郁闷不开心，女人一怒百病生
30　多吃这些食材，会让你心情舒畅
33　常做四季养肝操，养好气血和健康

36　女人肝气郁结有多难受？
39　控制不住情绪，你可能是肝阴不足了
40　肝不好的女人吃不下、肚子胀，脾胃也是虚的
42　心烦失眠睡不好，一道小粥让你安枕无忧
44　一生气就头疼，原来是肝火旺

46　第三章　女性气血保养法则二：养好脾胃是基础

47　脾胃不好的人，有些事情千万别做
50　脾虚的人舌根厚腻，常拉肚子，放屁多
52　脾胃虚弱的人，可以这样调
54　教你自制八珍糕，有助于健脾养胃
56　要想不生病，先把脾胃养好吧
59　总是肚子胀，三个方法帮你调
61　消化不良，大便不成形是怎么回事？
64　90% 的女人都会便秘，你知道吗？
67　为什么有些人会大便前干而后稀？

69　第四章　女性气血保养法则三：肾不亏，人不老

70　女人一肾虚，衰老找上门
72　做好这几步，为日常养肾打好根基
74　地黄丸大不同，选错反伤肾
76　肾阳虚该如何改善？
77　脱发、白发，原来是肾虚惹的祸
82　记忆力下降，多吃核桃补肾健脑
84　肾虚致耳鸣，及早消除很重要
85　抢救虚劳貌衰，黄精当仁不让

【养外篇】

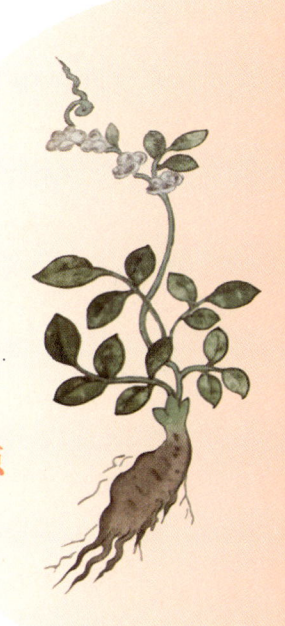

90　第五章　美好颜色：祛除暗沉、痘痘和斑点

- 91　告别皮肤暗沉，养出天然好颜色
- 96　淡斑消斑，美白肌肤，看这篇就够了
- 100　搞定各种部位痘痘，这样做简单有效
- 104　秋冬季嘴唇干裂起皮，该怎么办？
- 106　眼袋大，很可能是你脾胃虚了
- 108　效果堪比贵妇面霜的美容古方

110　第六章　年轻体态：不胖不瘦，才是真的好

- 111　别人能减肥，为什么你不能？
- 115　瘦身神器荷叶，你动心吗？
- 118　哪些东西，越吃越瘦？
- 120　胖了不好，太瘦也不好
- 123　放下害羞，让我们的乳房美好又健康

【特别呵护篇】

130　第七章　理顺月经：搞懂月经那些事儿，"姨妈"不再烦人

- 131　月经里的健康密码，你读懂了吗？
- 134　当乳房胀痛、暴躁、拉肚子成为来月经的信号
- 138　女人痛经，不是忍忍就能过去的事
- 141　全经期调理，让你安稳度过"姨妈"期
- 144　经血老是堵着下不来，是怎么回事？
- 147　月经量越来越少，是不是卵巢早衰了？

150　第八章　保养卵巢：保持年轻态，内调比外养更重要

- 151　衰老已经悄悄找到了你
- 156　女性未老先衰的三个阶段，你属于哪个阶段？
- 161　这些检查，能帮助确诊更年期
- 163　有没有必要推迟绝经年龄？
- 164　如何平稳度过更年期？
- 170　潮热汗出，更年期只能这么痛苦吗？
- 172　好女人是睡出来的，睡眠有多重要？
- 176　卵巢黄体功能不足，该如何调理？
- 177　40岁的女人，要开始补钙了

178　第九章　调理孕产：备孕、孕中、产后，好孕就这么简单

- 179　做好这些准备，备孕少走弯路
- 182　输卵管通而不畅，该怎么办？
- 183　怀孕这些事，知道越早越好
- 185　2个小妙招，缓解严重孕吐

187	坐月子怎么吃，才能避免产后肥胖？
188	产后口渴难忍，教授秘方请收好
189	产后骨盆修复，真的有必要吗？
190	产后总是便秘出血，有哪些好办法？

191　第十章　祛除妇科病：没病没痛，做女人挺好

192	乳腺疾病：进一步乳腺增生，退一步海阔天空
199	阴道炎：如同一次私密的感冒
206	盆腔炎性疾病：及时治疗，千万不要拖延
210	子宫肌瘤：长了这种"瘤"，不用太恐慌
217	子宫内膜异位症：痛到怀疑人生
226	多囊卵巢综合征：这种病从里伤到外
231	卵巢早衰：30岁的年纪，50岁的卵巢

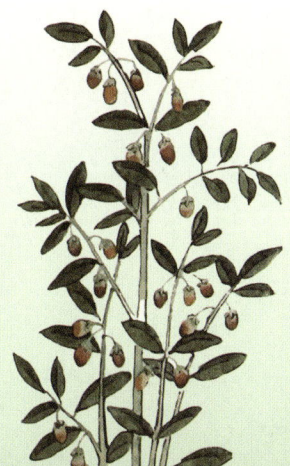

调内篇

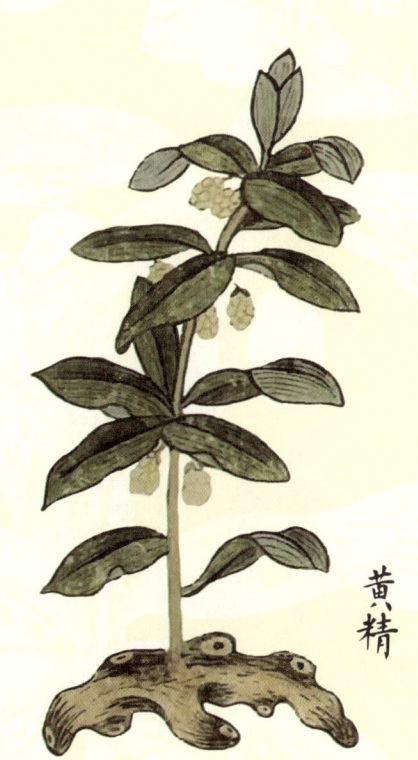

黄精

第一章 女性气血保养从零开始：认识我们的气血

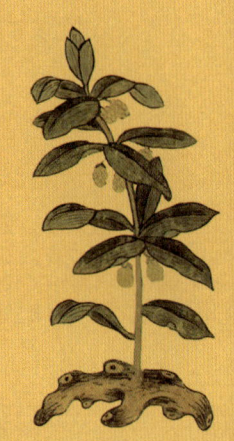

中医说的气血，到底是什么？

我的日常工作，是为大家的健康服务。在医院的门诊里，经常从下午两点半直到晚上七点多，有时候连水都顾不上喝，希望能认真负责地为每一位来求诊的患者解决有关健康的各种问题。

这期间，遇到最多的就是这样的患者，茫然地问："王主任，我身体不好，气血不足，所以每天都泡枸杞子、玫瑰花喝，晚上也坚持泡脚，但都没什么效果，是哪里不对呢？"

想必大家身边也不缺少这样的朋友，自幼受到传统文化的熏陶，耳濡目染，听到一些养生方法，就开始使用在自己身上，也不辨别自己属于哪一种类型的体质，什么状态，适不适合。

每当这个时候，作为医生的我就会生出一种深深的担忧感。

我发现，在气血养生这件事情上，很多人存在着偏差，她们对中医、对气血的认知是碎片化、模糊的。那么，我们耳熟能详的气血到底是什么？是从哪儿来的呢？

什么是气，什么是血？

大家知道，传统中医学有一套独特而完整的理论和方法，去认识世界，解释万物和生命。在这套宏大的体系中，气血是其中极其重要的部分之一。中医学认为，气血是构成生命和推动生命活动的根本，与平常大家所想象的"气""血"也有很大的区别。

我们一说"气",立马想到的就是空气,一说"血"就想到体内流动的红色液体。但中医讲的"气",是一种生命能量。

《黄帝内经》中说"人以天地之气生",父母的先天之气、饮食中的水谷精气和自然界的清气,通过脏腑的生理功能,有机生成了人体之气。这种气,生生不息,维持了人的生命活动。

但仅靠"气"还不能够维持生命活动,必须依靠血的循环和供养,人体才能正常运转。

中医讲的"血",一是靠肾精转化的先天之血,二是从食物中吸收来的水谷精微转化为营气,传入经脉中,经过心脉的气化而成的后天之血。

◉ 打个比方讲气血

有朋友就说,这也太抽象了,不好理解。打个简单比方,人体好比汽车,汽车能开动是因为有了汽油,对吗?有了汽油,汽车就一定能动吗?不是的,是因为汽油提供了物质基础,转换成了动能,是能量推动了发动机运转,驱使汽车开动。

而在人体中呢,精血就好比汽油,但是只有精血也不能让人体正常运转,还必须转化成生命能量,也就是要有气的推动和转化,人体这部精巧的生命系统才能活起来、动起来。气所发生的作用,就是所谓人体的功能。

汽油不够,或者油路堵塞,汽车就动力不够,就开不起来。同样的道理,人的精血不足,转化而成的气也不足,或者输送的经络、脉道不畅通,人体的活力就会受到影响,人就很容易疲劳、困乏,正气不足,也容易生病,因为身体各脏腑、各部位都得不到有效的滋养。

可见，气血虚弱的整体表现其实就是生命能量不够了，身体功能也就低下了。

◉ 单纯补气血不能解决问题

所以大家也就明白了，为什么不能简单地用进补解决气血的问题。

人体不是水池子，水少了，往里面加满水就好——人体的运行机制非常之精密和复杂，出现气血失调，不一定都是单纯的气血虚弱，还会有气滞、气逆、血瘀、血寒、湿邪等问题。

因为自然界的风、寒、暑、湿、燥、火，人的情绪喜、怒、忧、思、恐，都会对气血的化生和运行产生影响，会导致气血失调，引起脏腑得不到滋养而出现病变。

再加上每个人的体质不同，调节气血所需要的食材自然也不一样。打个比方，不同的汽车还要加不同型号的汽油，更何况人体呢。

扫描二维码，
查看更多补气血的知识

女人养好气血，远离衰老

两千多年前的《黄帝内经》中提出，女性每七年，生殖内分泌就会发生一次变化，让女性的外貌和形态状况逐渐发生改变。

- 女子在长到7岁的时候，肾的精气开始生长，牙齿会换一轮，头发也会长长。
- 女子在14岁的时候，月经就会来潮，这个时候，已初步具备生育功能。
- 女子在21岁到28岁的时候，肾气盛，是身体最为健壮、生育能力最旺盛的时期。
- 女子在35岁的时候，身体状况会出现很明显的变化，各项身体指标开始衰退。外在的表现为"面始焦，发始堕"，慢慢出现面无光泽，不再拥有光鲜润泽的皮肤。
- 等到42岁的时候，女性的容颜就会变得比以前衰老，黄褐斑明显增多，并开始出现零星的白发。
- 到了49岁，女性一般就绝经了，不再具有生育能力。

与身体的变化相对应，35岁之前，卵巢功能都比较好。35～42岁，是女性卵巢功能减退的阶段，卵巢仍然工作，但已经开始疲倦，这是女性生育潜能下降的阶段。

一般到35岁之后，女性卵巢内存留的卵子数量和质量就会下降。但这个时候，女性仍有机会怀孕生子。直到40～43岁，卵泡和卵子数量会迅速减少，这个阶段就是生育的末期。此后，卵巢的年纪更大，体力不支，卵巢功能也走下坡路了，等衰老到不能再坚持工作，就要光荣"退休"了。

● 女性衰老与气血、肾气相关

现在国家的生育政策放开了,想生二胎、三胎的女性,有些可能已经比较高龄了,35岁,甚至40岁以上,做各种检查,却发现卵巢已经衰退了。那卵巢衰退与什么因素有关系呢?卵巢是由肾之精气掌管,其状态与人的肾气密切相关,保护肾气就是保护卵巢。

另外,《黄帝内经·素问》第一篇《上古天真论》中指出,不管男子或女子,其生长、发育、壮实、衰老都与肾气有关。女人与男人还有点不一样,女人"五七至六七(35~42岁)阳明脉衰及三阳脉衰",男人"五八(40岁)肾气衰",所以女人的衰老与阳经脉有关,男人的衰老与肾气有关。

那阳经脉是什么呢?就是气血化生之经络,所以女人的衰老不光与肾气有关系,还与气血是否充盛分不开。

我们要预防过早衰老,第一是调气血,第二是补肾气。有三个穴位能够帮助我们补益肾气、调和气血,经常揉按的话,可以起到缓解衰老,尤其是缓解卵巢功能早衰的养生效果。

按摩足三里、三阴交、肾俞

第一个穴位是足三里,补气补血,促进气血生化,是养颜美容很好的穴位。

取穴:足三里在我们的膝盖下方,小腿前外侧,首先找到外膝眼凹陷的地方,再往下3寸(4横指宽),距胫骨前缘一横指的地方。

按摩:顺时针和逆时针旋转,按摩足三里各30下。

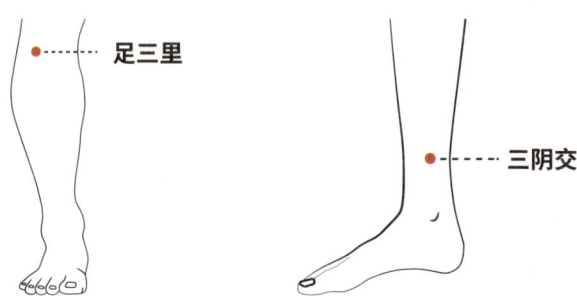

第二个穴位是我们腿上的三阴交。这个穴位被称为"女人的不老穴"。

取穴：在小腿内侧，内踝上3寸，也就是4横指宽的距离，这个地方就是三阴交。

按摩：顺时针和逆时针旋转，按摩三阴交各30下。

第三个穴位是位于腰部的肾俞，是针对补肾的穴位，之前我们说过护肾就是护卵巢，肾俞能补肾强腰，增强督脉功能，对于卵巢功能减退引起的月经不调、不孕症有辅助治疗的效果。

取穴：由肚脐中作线环绕身体一周，该线与后正中线之交点（即您系的皮带和脊柱交会的点），以此为中心，左右旁开1.5寸处（2横指宽），就是肾俞。

按摩：顺时针和逆时针旋转，按摩肾俞各30下，可补肾护巢。

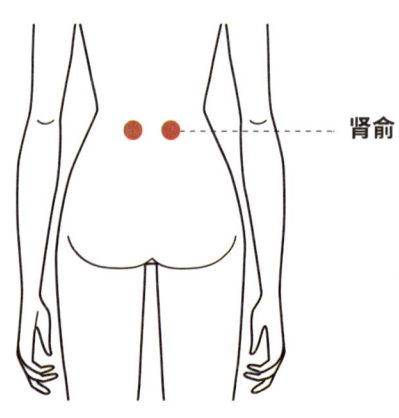

你有气血不足的问题吗？

我们见到一个人，第一眼就是看她的气色如何，气血足不足。气血足的人，给你的感觉不光是脸色红润，肤色光泽，更关键的是精神十足，整个人显得神采奕奕。气血不足的人，除了脸色不好，还会显得很疲惫，有气无力，没有神采。

"偷"走我们气血的有六个"小偷"。第一个小偷是多思多虑，是罪魁祸首。第二个小偷是熬夜，是无形的小偷。第三个小偷是三餐不规律，节食减肥。第四个小偷是纵欲，房事过度。第五个小偷是不运动，老躺着。第六个小偷是久视，比如持续看电脑，一天到晚都在看手机，是伤血的。

气血不足有六大表现，大家不妨对症看看：

- 看眼睛：眼袋大、眼睛干涩、眼皮沉重。
- 看皮肤：皮肤粗糙，没有光泽，发黄、发白，面有暗斑。
- 看头发：头发干枯、掉发、发黄、开叉。
- 看手掌：手指冰冷或者是指腹扁平薄弱，或者指甲苍白、出现皱纹。
- 看睡眠：入睡困难，易惊、易醒、多梦，睡醒头昏脑胀。
- 看运动：轻微运动气喘吁吁、气促胸闷、大汗淋漓、疲劳难以恢复。

如果出现以上2~3项表现，说明有轻度气血不足的情况，要从饮食、生活方面重视气血的调养；如果出现以上3~4项表现，说明有中度气血不足的情况，不但要从饮食、生活方面注意，最好能找医生调理；如果出现5项以上表现，说明有重度气血不足的情况，建议找医生调理。

了解你身体真正的需要

一提到气血不好，很多朋友就很自然想到是气血不足。实际上，气血不好，不仅仅是气血不足，还包括气滞、血瘀等状态，也是属于气血的问题。因为气血有很多种状态，其中气的运行失调，包括气虚、气滞、气逆、气陷等；而血的运行失常，包括血虚、血瘀、血热等。

◉ 气血不好≠气血不足

但是很多朋友平常对气血不好的理解，大概就是虚的那个方面，所以我们要全面认识气血不好到底是怎么回事。不然的话，很多人说，我气血不好就是虚，虚就应该补。但是如果自己并不属于气虚或血虚的类型，而盲用滥补了，就会出现健康问题。

比如血瘀体质的朋友，肯定就不能单纯用补法调养了，应该以理气、活血、化瘀为主，让瘀血有出路排出来，或者祛除干净。

又比如气郁体质的朋友，容易出现气滞不通的现象，腹胀、胸胀、乳房胀痛、嗳气、放屁、头颈胀痛等，就好像交通堵车一样，淤堵不通，道路堵塞，这时采用疏通的办法是最好不过的。在身体淤堵未解决之前，是不适合过分食补的。

但如果是真正虚弱之症的话，那就要补了，从根本上补。所以，对气血的调理，主要是从这三个方面来进行。

◉ 不是气血不好就要补

如果你平时经常在保温杯里泡枸杞子、黄芪，喝了一段时间后，身体不舒服的情况并没有得到改善，又出现口苦或口腔溃疡，那就要搞清楚你身体不适的表现，到底属于哪种类型的气血问题。

除了上文所说的气郁体质、血瘀体质，还有可能是血瘀和湿热相交而形成的湿热瘀结，或者是湿瘀互结，那就不宜选用温补的食材进补了。如果没搞清楚自己属于哪种类型的气血失调，就建议不要盲目服用补品。

◉ 气血不足 + 淤堵

我们再来讲讲虚的情况，气血虚弱也会兼夹血瘀和湿邪，气虚到极点，也会引起血瘀。中医学认为"气为血之帅，血为气之母"，意思就是说，我们体内"血"的运行是要靠"气"来推动的。如果气虚以致没有力量推动血液运行，导致血运行不畅，就会瘀滞，形成血瘀。

另外，气虚之人的脾胃消化和吸收功能也是比较差的，不能将每天吃进去的食物、水分及时运化，于是水湿停留在身体内，形成湿邪。湿邪与血瘀蕴结，会加重气血虚弱的程度，影响身体的恢复。

◉ 气血不足 + 化热

所以，气血失调不仅仅是气血虚弱那么简单，还要分析有没有兼夹化热的情况。如果血虚化热，就不能单纯靠进补。血虚化热是什么意思呢？因为血少了，身体内的水少了，剩下那些物质在体内，不就变热了吗？这就是阴虚内热，这时就要选择滋养清热的方法了。

大家对这些大概念有了认识，然后再从小概念里弄清楚自己属于哪种情况，才能知道怎么正确地调养自己的身体。如果老是主观地认为自己很虚，盲目进补，结果只会越补越虚。

温补、清补、平补，选择适合自己的补气血方式

调补身体有很多方法，有温补、清补、平补，要根据自己的具体情况来补。温补，是用温性的药材、食材，帮助体内阳气生发，改善怕冷畏寒等情况，适合阳虚、气虚体质的人。清补，意为补中有清，相当于"清热生津益气"，适合体虚兼夹有热的人。而平补，则是用性质平和的食物进补，适用于身体偏虚的人，一年四季均可。

- 阴虚血热的人，应该以清补为主，也就是滋阴清热为主，而不应该用温阳或者温补的方法。阴虚内热的体质，煲红糖姜水是不适合的。
- 如果你是血瘀体质，口唇颜色比较乌黑，来月经的时候血块比较多，可以用益母草煲鸡蛋。
- 如果你是寒性体质或阳虚体质，很怕冷，可以用艾叶煎鸡蛋、艾叶煲鸡蛋和饮用姜枣茶等，加入适量米酒一起煮都可以。
- 在整个月经周期中，"补法"也是有讲究的，要根据月经周期中身体的生理变化的不同特点，进行合理调补，切记不要滥补。

关于补的食材，很多人以为只有鹿茸、人参、冬虫夏草、燕窝这些才叫补品，这是不对的。我们日常吃的食物中，很多都具有滋补的效果，只要我们选对食物，适合自己身体，就能起到良好的效果，改善我们的气血。

另外，补气血最好结合时令和地理环境的特点，能起到事半功倍的作用。比如广东属于岭南地区，气候湿热，因此，生活在这里的人，要注意避免过食温热和味道太重的食物，应以清补为主，如莲子、扁豆、百合、夏枯草、菊花、葛粉、桑叶、冬瓜、木棉花等，都是很好的清补食材。

1分钟舌诊，看出我们身体的问题

在中医望诊中，舌诊是极其重要的一部分，有着悠久的历史，两千多年前，《黄帝内经》中就有了关于舌诊的记载。

很多人以为看舌头就是看舌苔，其实不是的。观察我们舌头的时候，不仅要看舌苔，还要看舌不同位置的质地、颜色等表现。中医望诊，看舌头，也就是舌诊，不是单纯看舌苔的，还要看舌质，舌质是属于红、淡红，还是发暗呢？舌苔要和舌质一起看，再结合其他的"望、闻、问、切"四诊来进行综合考虑。

舌与五脏、经络的关系特别密切，能直观反映出脏腑、气血的盛衰。

一个气血好、脏腑阴阳平衡的人，他的舌相为舌质淡红、薄白苔。如果有风寒、湿气、热邪等入侵身体，气血出了问题，舌苔与舌体就会开始发生变化。当我们的舌体不是"淡红"、舌苔不是"薄白"的话，就可能是身体发出了"求关注"的信号，比如说：

- 气血虚的人，舌质颜色很淡，舌体胖，舌边会出现齿痕，常伴面色苍白。
- 脾虚湿重的人，舌质淡胖，舌苔白厚，舌边有齿痕，常伴精神困倦、两腿沉重。
- 肾阴虚的人，则常常舌红少苔，或者舌根部颜色鲜红，或有裂纹，常伴面色潮红。
- 阳虚的人，舌苔薄白而润，或舌胖大，舌苔白厚，常伴畏寒怕冷、四肢不温。

调内篇

- 脾胃湿热的人，往往舌质红，舌苔黄厚，或舌中为灰黄苔，常伴口苦口臭、大便黏滞。
- 痰湿体质的人，多为舌边发红，舌苔黄腻，常伴形体肥胖，或痰多。
- 血瘀体质的人，舌质暗，有瘀斑、瘀点，常伴口唇或面色暗滞。

因此，观察舌相变化，能帮助了解身体的体质或患病的情况。当然，真正的中医看病，舌诊还需结合脉诊、闻诊、问诊等综合判断，不会仅以舌相作为诊断依据。

但是，我们可以简单分析，舌苔比较白厚的话，一般是与虚、与湿有关系的。但是气虚，是身体虚弱导致的虚，还是湿热交杂，或者是在血瘀基础上，水湿代谢障碍引起湿瘀互结呢？这个就要根据具体情况，结合四诊，才能给出更合理的判断。

观察舌相，经常会受到光线、食物或药物、季节、年龄等因素的影响，而出现偏差。

一般来说，大家早晨起床刷牙洗脸的时候，是观察舌头的好时机，可以了解肠胃状况或身体代谢是否出了问题。当然，也要结合身体其他信号整体分析，不要仅看到舌相就下结论。

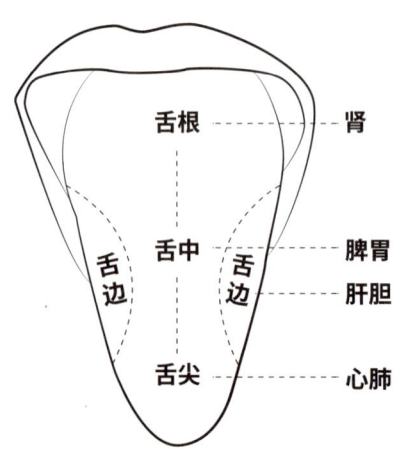

舌头有裂纹是怎么回事？

别小看舌头，它可以反映我们的五脏六腑，心、肝、脾、肺、肾、胆、肠道、胃都在舌头上面有体现。如果舌头上出现裂纹，中医叫作裂纹舌。舌上裂纹可见于全舌，也可见于舌前部或舌尖、舌边等处，裂纹可呈现"人""川""爻"等形状。

为方便大家观看舌的情况，我们将舌头分成几部分来看，主要分为舌尖部、舌中部、舌根部和舌底四个部分。

- 舌尖部：是指舌体的前1/3，主要反映心肺功能变化。
- 舌中部：包括舌体中部和舌边，舌体中部反映脾胃功能变化，舌边反映肝胆功能变化。
- 舌根部：相当于舌体的后1/3，反映肾与膀胱功能变化。
- 舌底：主要观察舌下络脉和血管的变化。

针对舌有不同的部分，我们来看看，舌在不同位置中出现了变化，提示我们身体出现了什么问题？如舌的中间有裂纹，是什么情况呢？

舌的中部代表四个脏腑的情况，正中间的部分反映脾胃的问题，有裂纹往往是因为胃阴虚了，就是脾胃的阴分不足了。如果在中间部分的两边有裂纹，这块是反映肝胆的，就是肝阴不足了。

在舌的前1/3处，能反映心肺的问题。如舌前1/3的正中间颜色变红，往往提示心火较盛，或心阴不足，虚火上炎了；若舌前1/3的两边颜色发红，则提示肺有热了。

当然，舌诊只是中医望诊中的一部分，需要与中医四诊"望、闻、问、切"所得到的信息综合分析，才能做出准确的辨证分析，是缺一不可的。

手掌发出的求救信号，不要忽略！

我们的手，不管是手指、手掌，还是手背，都跟身体里的脏器息息相关。

- 出现肺的问题，比如容易感冒、咽喉痛、鼻塞或流黄鼻涕，小拇指跟无名指之间指根部就会发红。
- 小鱼际发红，就是消化系统的问题，一般是肠道出问题了。
- 大鱼际发红，往往与心血管疾病有关，容易出现心慌、心跳、胸闷等症状。
- 在手掌中部靠近虎口的地方，属于肝胆的反射区，这个地方发青，与最近压力比较大、肝火旺盛或烦躁易怒有关，比如有些女性朋友来月经之前就容易出现乳房胀痛、不舒服的感觉。

如果出现了以上问题，大家就要及时对症调养了。

中指、无名指也能反映身体的情况。中指对疾病的反应最为敏感，因为中指的前面对应我们的头面，背面对应颈椎。

现在很多人工作压力比较大，容易出现头痛、头晕、颈椎不好的情况，常常表现为中指的第一关节处血管突显，可以吃粉葛、葛粉、芹菜、金针菜等食物来缓解。

在无名指根部的地方，有一个呼吸系统的反射区。如果无名指第一关节两侧部位的颜色发红或发白，提示有呼吸系统方面的问题：如果颜色特别红，可能有肺热、喉咙肿痛、口干舌燥、咳嗽、痰黄等上火的表现；如果颜色苍白，可能有肺寒，表现有恶寒怕冷、头痛怕风、鼻塞流涕、打喷嚏、全身酸痛、胸闷咳嗽及白痰或清稀痰等。

另外，手脚青筋突显的朋友要注意了，有这种表现说明你身体里有很多废物，不能排出体外，如瘀血、痰湿、热毒等，身体里堆积的废物越多，青筋就会越明显。

一般几天不大便的人，青筋突显就会特别明显。要想让青筋消失，关键要学会让身体排毒，可以用以下方法来缓解。

- 可以做一些按摩、揉捏，帮助手脚放松。
- 还可以吃一些软化血管、清热解毒的食物，比如黑木耳、胡萝卜、番茄等。
- 还要提高肝脏排毒的能力，比如多吃桑叶、菊花、枸杞子、枸杞叶、猪血等。

从眉毛看五脏六腑盛衰

古人称眉毛为"保寿官"，认为拥有疏朗而整齐的眉毛的人最长寿。中医也认为，眉毛是我们健康的晴雨表，平时爱画眉、修眉的朋友，不妨多留意一下，避免错过身体亚健康的三大信号：

a. 眉毛逐渐变长，是身体开始衰老的征象，通常老年人的眉毛会比年轻人的眉毛长。
b. 眉毛短浅稀疏，是肺气不足的表现，平时要多留意肺部的健康问题。
c. 眉毛脱落甚至变秃，是气血不足、肾气虚弱的表现，这个时候要注意及时调养身体。

扫描二维码，
查看更多判断气血状态的内容

调内篇

指甲状态代表了什么问题？

指甲的状态，是身体发出的健康信号。大家可以对照下面内容，检查一下自己的指甲，看看自己的气血状态。

◉ 指甲的健康信号一：月牙

中医将手指甲上的月牙称为"半月痕"，能反映身体脏腑的精气状况。

手指甲上的月牙，主要显示我们身体的生长和代谢情况。指甲有月牙，就说明指甲的生长速度如常；没有月牙，则说明指甲的生长比较慢。

实际上，中医学认为，"肾主骨"，指甲属于"骨之余"。所以，指甲跟骨骼生长有一定关系。指甲，可以反映出我们肾气的盛衰。如果长期没有月牙的话，就说明指甲生长比较慢，肾气也是不足的，身体新陈代谢存在一定的失调问题。

所以有没有发现，当你身体状况好了以后，指甲上的月牙又会长出来？这就说明，你的身体代谢得到了调整，恢复了健康。

有人问，双手十指都有月牙，是不是更好呢？其实，月牙长得过多过大，也不一定是好事哦。因为月牙长得过多过大，说明身体代谢功能可能亢进了，不一定是健康的状态。一般指甲月牙的大小，是整个指甲的1/5左右，颜色为淡淡的红色，就是健康的月牙。

- 月牙数量为4个以下，甚至无月牙，表示体内阳气不足，容易出现精神不振、手脚冰冷、心慌气短、月经量少等情况。

- 月牙数量超过8个，月牙不超过指甲面积的1/5，颜色呈淡红色，说明阳气旺盛，体质强健。
- 十指有10个月牙，月牙面积大于指甲面积的1/5，表示身体素质较好，阳气比较旺盛，容易上火，出现面红目赤、烦躁易怒、大便燥结等情况。

◉ 指甲的健康信号二：竖纹

如果大家留意，就会发现年轻人的指甲往往都是很滋润、很平滑的，颜色是淡淡的粉红色。这就是健康人群的指甲。

如果指甲上面出现很多竖纹，有些指甲盖上面凹凸不平，这就说明指甲结构发生了变化，弹性减少，质量也下降了。

这其实说明了两个问题：一是我们的肾气有问题了，肾功能下降，身体健康状况下降；二是我们身体里的钙不够了，有骨量流失的问题，还会伴有腰酸腿痛、腿部容易抽筋、容易疲倦等表现。

第一种情况，中医学认为，指甲出现问题，说明肾亏了，就要注意补肾了。怎么补肾呢？我一直跟大家推荐补肾养生的食材，平时不妨多吃枸杞子、核桃、黑芝麻、桑椹等。还有，可以用杜仲、菟丝子等补肾药材煮水，代茶饮。

推荐大家一个食疗方，就是杜仲煲猪脊骨或者煲鸡骨架，都能强健我们的骨骼，改善指甲的状态。

第二种情况，身体缺钙，就要注意补钙了。在日常生活中，要多吃一些含钙丰富的食物，比如说菠菜、牛奶、豆浆，或者可以适当补充一些钙片和维生素D，多晒太阳，通过运动增加骨量，也是很重要的。

另外，有些女性朋友喜欢做美甲，损伤了指甲的天然屏障，从而造成指甲变质。我建议大家要尽量减少指甲损伤，如果实在想做美甲，就选些好的材质；不要一直做，隔段时间养养指甲，让指甲有修复的时间。

实际上，指甲出现异常不是坏事，它是一种信号，告诉我们身体有毛病了，要赶快进行调理。希望能引起大家的重视，保护好我们的指甲。

杜仲煲猪脊骨

材料：杜仲10克，猪脊骨200克，盐适量。

做法：去药店买杜仲，洗净；将洗净的猪脊骨剁块，飞水，与杜仲一起放入炖盅内，加入3碗水，隔水炖2小时，加入适量调味品，即可食用。

用法：分2次服用，每周3次。

注意：① 要买猪脊柱，不要猪大骨，大骨比较肥腻。剔了肉以后的鸡骨架可以代替猪脊骨。

② 杜仲是滋补身体的助阳中药，食用时千万要注意适量，阴虚发热的人群慎食。

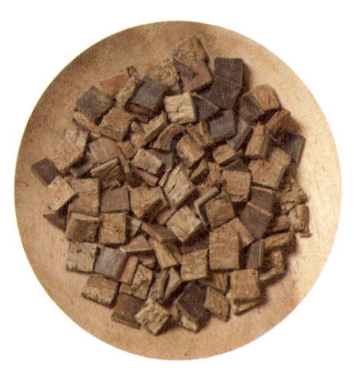
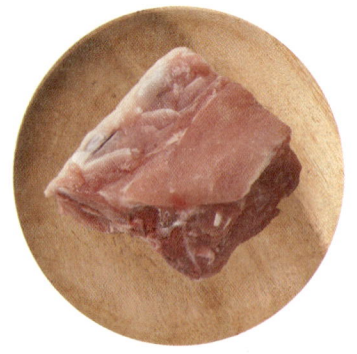

按揉黄金八部位，畅通气血

要想气血好，光进补是不够的，还需要通经活络，畅通气血。

很多姐妹表示，不管怎么睡，头总是感觉有点蒙蒙的，处于不清醒的状态；有时候感觉睡了像没睡一样，脑袋也很沉重。想要改变这一状况，保持健康，更好地面对一天忙碌的工作和生活，有什么好办法呢？

在这里，我和大家分享一套保健操，每天早晨起床做1次，每次5分钟左右，只要坚持，就可帮助大家通经活络，畅通气血，保持头脑清醒。

要求：身体坐式，全身放松，自然呼吸，身体尽量向上挺升，背部挺直。

第一步：叩击头顶百会

位置：位于头顶正中线与两耳尖连线的交点处。
操作：双手手指微屈，用指尖部中度指力交替叩击该穴20下。
作用：经常叩击百会，每次10~20下，可调气血、活血通络，对保持头脑清醒、舒畅心情、解除烦恼大有好处；同时，对经常感到心身疲惫、身体虚弱的朋友也可以起到补养的效果；有高血压的朋友每天坚持用此方法，可以帮助降血压。

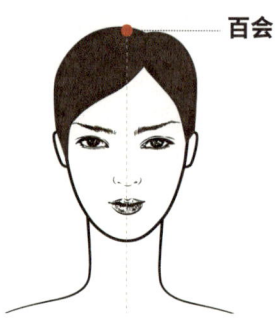

百会

第二步：活动颈部，放松肌腱

操作：包括左右摆头、低头后仰、转头3个动作。

①左右摆头：右手手指合并，按住左侧头部耳朵上的位置，将头部轻轻地摆向右侧方向，心中默念5个数，这时颈部和肩部有微酸的感觉，属于正常现象；然后用相同的方法反方向操作，将头部摆向左侧，心中默念5个数。注意：摆动头部的力量不宜太大，轻中度即可。

②低头后仰：低头，下颌部尽量靠近前胸，心中默念5个数；仰头，心中默念5个数。注意：身体放松，脊柱向上自然挺直，仰头时只是颈部后仰，身体不要向后仰。

③转头：身体自然放松，头慢慢地转向左侧，眼睛看向左后方；然后头再转向右侧，眼睛看向右后方。这时颈部的后方和肩部有酸酸的感觉，属于正常现象。

作用：坚持颈部锻炼，对改善颈部、肩部血液循环，缓解肌肉紧张、痉挛和疲劳有帮助。

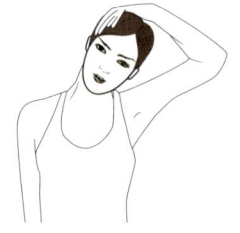
1

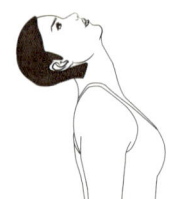
2

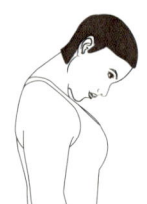

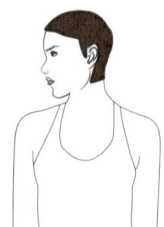
3

第三步：指叩耳周经络

操作：双手手指微屈、并拢，用指尖部中度指力围着耳周顺时针叩击10次，再逆时针叩击10次。

作用：耳朵周围经络密集，中医认为耳朵与五脏六腑密切相关，肾开窍于耳，心在窍于耳，脾气充养于耳，肝胆经气通于耳，肺气壅塞致耳蒙。经常刺激耳周经络，能刺激大脑神经，改善血液循环和供氧状况，使头脑轻松，思维敏捷。

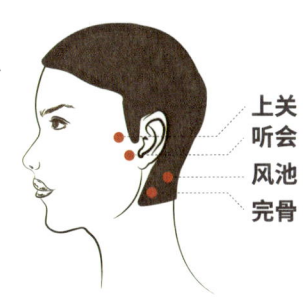

上关
听会
风池
完骨

第四步：按摩颈部风池

位置：在耳后颈部的凹陷处。

操作：用双手的中指按在风池上，顺时针慢慢按摩10次，再逆时针按摩10次。

作用：经常按摩风池，能疏通血脉，改善头部神经末梢的血液循环，坚持按摩可以延缓衰老，对偏头痛、眼疾、失眠等有一定的防治效果。

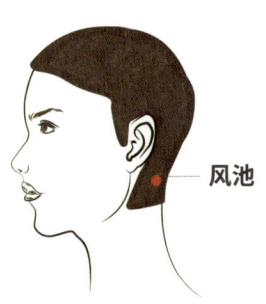

风池

第五步：拍打后颈大椎

位置：位于后正中线上，第7颈椎棘突下凹陷中。

操作：右手手指掌面拍打大椎10次，再换左手同法拍打10次。

作用：大椎是督脉的腧穴，人体阳气汇聚的重要穴位，如果大椎淤堵了，就会堵塞6条经络。一些平常怕冷、手脚冰冷、经常腹痛腹泻、大便不成形的阳虚体寒女性，经常拍打或按摩大椎穴，可以补充阳气，改善体质。

第六步：叩击胸部膻中

位置：位于胸部前正中线上，平第4肋间隙，两乳头连线之中点。

操作：双手轻轻握拳，左右手交替叩击胸部膻中，共20次。

作用：有一些朋友会经常感觉胸闷，呼吸不畅，好像胸口有个大石头堵住一样，这样的话，头脑也不会清晰的。膻中具有调理气机运行的作用，可帮助解决一切气机不畅引起的不适，如心胸憋闷、乳房胀痛、头颈胀痛、咳嗽气喘、嗳气、放屁多等，坚持按摩这个穴位，可以让人心情舒畅、气机疏通，对健康有益。

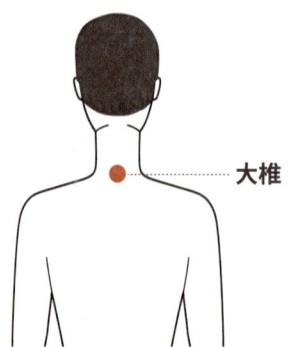
大椎

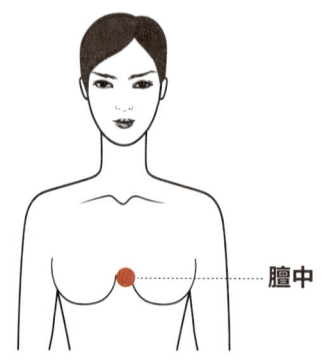
膻中

第七步：叩击前胸中府

位置：双手叉腰，锁骨外侧端（肩峰端）下方可见一凹陷处，向其下1横指处。

操作：右手轻轻握拳，用拳心叩击左中府20次，再换左手叩击右中府20次。

作用：这个穴位可以调节肺经、疏降肺气，肺气通畅可以改善肝郁气滞引起的各种不适。尤其在炎热的夏季，很多人会有胸闷喘气、呼吸难受、口咽干燥、性情急躁、心烦易怒、乳胀腹胀等症状。平时按摩该穴，有助于缓解以上不适，也有止咳平喘、清肺化痰的效果。

第八步：空拳叩击肾俞

位置：以肚脐为中点绕腰部一圈，找到和脊椎的交点，在其左、右1.5寸（2横指宽）处。

操作：双手轻轻握拳，用左、右手虎口处交替叩击肾俞20次。

作用：肾俞在足太阳膀胱经上，有补肾助阳、调节生殖内分泌、缓解腰痛、降低血压的作用。

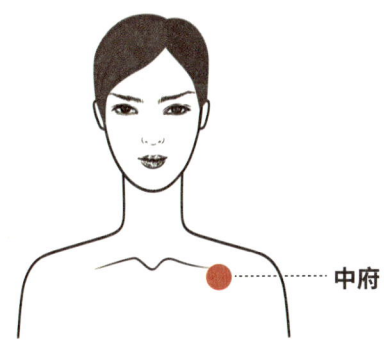

中府

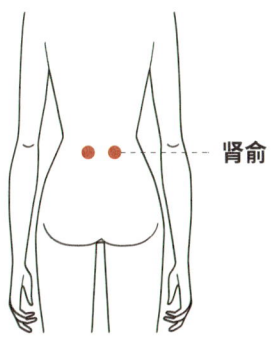

肾俞

第二章 女性气血保养法则一：情绪舒畅是关键

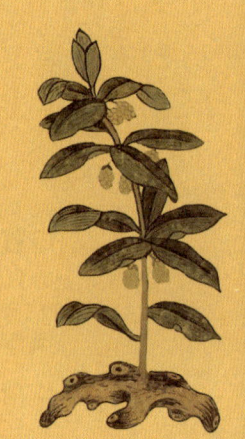

焦虑郁闷不开心，女人一怒百病生

我身边的女性朋友，都很关注自己的容颜、健康以及延缓早衰的问题。而这些女性往往也有情绪上的问题，主要有两大特点：

第一个特点，就是容易生气、发脾气。很多女性朋友来看病，寻求健康咨询的时候都会说："哎呀，我就是很容易生气。"她们的男朋友或者丈夫，一起陪同来看病，听自己的爱人说这句话，也会说她情绪不太好，影响大家心情都不好。

第二个特点，就是容易伤感，容易悲伤落泪。这也是女人的生理特点之一，动不动就流眼泪。但是，如果过度悲伤，经常动不动就流泪的话，这就是不正常的情绪了。

◉ 难以自控的情绪

对中医来说，人的情绪主要分为"五志"：喜、怒、忧、思、恐五个方面。如果这些情绪变化比较明显，过激了，就叫不良情绪。一旦出现不良情绪，如果不及时调整的话，会很容易影响到我们的健康，甚至会使我们原有的疾病进一步加重。

我有一位患者，30多岁，因为卵巢早衰来看病，用中医药给她治疗后，帮她恢复了卵巢功能，她的月经也恢复了正常。

这位患者原来月经有八个多月没来，治疗以后每个月都按时来，复查性激素和生殖内分泌的指标，也都已经恢复到完全正常的状态，且保持了一年多的时间。

有一天，她又来了，说："王主任，我又来找你了。"我说："你不是好了吗？"她说："我又不来月经了，这次三个月没来。"结果一检查，她又复发到卵巢早衰的早期阶段。我给她诊脉，就问她："你最近是不是情绪很不舒畅？"

她说："对对对，王主任，你说得太对了。我最近就是因为儿子要升高中了，学习成绩不好，我老跟他生气。我白天上班忙，晚上回家以后还要管孩子。"

她离异了，一个人既要照顾孩子，又要工作。孩子到了叛逆期，她就特别生气，打骂孩子，结果呢？由于情绪过激，不良情绪不断地积累，所以导致她的卵巢早衰又复发了。还好她来得比较早，我后来又帮她调理好了。

这次康复后，我慎重地提醒她，情绪是导致病情复发和病情加重的关键，所以一定要注意情绪上的问题，心情一定要平静，才能保持健康。

她终于接受了我的劝告，反思自己，尽量控制不好的情绪，能坐下来心平气和地与儿子交流，直到现在好多年了都没有复发，她的儿子也以优异的成绩考上了重点中学。

肝好，女人就好

中医认为，肝主情志，有疏泄的作用，喜欢舒畅而恶抑郁，有"大怒伤肝"的说法。就是指经常发怒的人容易出现肝气郁结、肝阳上亢，尤其是原本就有肝脏疾病的人，长期情绪暴躁，更容易加重病情，长此以往就是恶性循环。

同时，本身肝气不舒的人对疾病的思虑、忧伤，也容易影响脾的运化功能和肺的呼吸功能。

可见,"大怒伤肝"对身体造成的危害是不容忽视的。另外,不良情绪与肝脏疾病的关系密切,情绪抑郁使血液流动瘀滞,也不利于肝病恢复。

养肝,对女性而言尤为重要。肝木克脾土,经常发脾气的女性容易腹胃胀满、食少腹泻、嗳气泛酸、放屁多、大便不通畅,会出现胃痛、胃炎、胃肠动力不足、消化不良等问题。

肝气郁结还会引起很多妇科疾病,如月经不调、痛经、经期乳房胀痛、经期腹泻、子宫肌瘤、更年期综合征、不孕症、卵巢早衰等。

情绪不畅,导致肝气不畅,对于女性容颜的影响也是很大的,会加速衰老,会引起皮肤松弛,皱纹加重,脸上出现各种各样的斑点,还会出现明显的睡眠障碍。

这些身体内外的表现,意味着我们的容颜、生理、心理机能跟同龄人相比,已经进入未老先衰的状态了。

很多女性见到自己这种情况,都会很担忧,会寻求医生的帮助,问我能不能让她的脸色变好,把斑消掉,让容颜恢复到原来的状态。而我都会回答,"要调养好容貌和身体,除了服用中药,保持情绪舒畅、稳定是关键所在"。

所以,我们女人要保持一颗平常心,不给自己施加超出承受范围的压力,少生气,不生气,保持良好的心情和乐观的心态,这对身体百利而无一害。

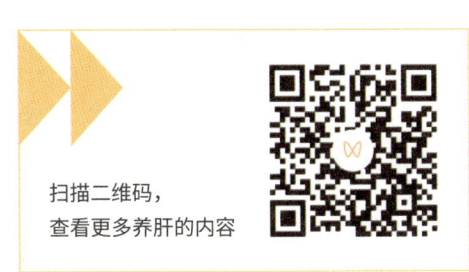

扫描二维码,
查看更多养肝的内容

多吃这些食材，
会让你心情舒畅

当我们刚刚出现不良情绪的时候，就应该及时调整。在日常生活中，有很多调节情绪的食疗方法可以选择，下面我就跟大家分享，如何选择调节情绪的食材和食疗方。

◉ 调节情绪的食材主要分为两大类

第一类：疏肝解郁、养血活血的食材，主要包括佛手瓜、郁金、薄荷、橘皮、玫瑰花、素馨花、合欢花、月季花、刀豆皮、刀豆壳，还有橘饼、山楂、藏红花、韭菜花和韭菜等。有些朋友就会问了，肝气郁结，那疏肝解郁就行了，跟养血活血有什么关系呢？

实际上，这是一个因果关系。中医理论认为，气行则血行，气滞则血瘀。如果我们肝经瘀结的话，会对身体造成两个方面的伤害。

第一个伤害就是肝血不足。肝藏血，肝为刚脏，体阴而用阳。如果肝阴和肝阳处于平衡状态，我们的气色、气血，还有情绪的表现，都会处于比较好的状态。但如果肝郁气滞的话，就不能正常推动肝血的运行，肝气失于濡养，容易造成肝气偏旺，表现为爱发脾气、容易发怒、不开心、生闷气等。

第二个伤害，就是肝气旺，容易耗伤精血。所以很多肝经瘀结的人，时间久了，肌肤往往没有光泽，而且脸色发青暗紫。这些就是因为气机不畅，使得气血的运行不畅，导致肝阴肝血不足和血瘀的情况。所以，调理肝经瘀堵的时候，我们一定要养肝血和活血化瘀，使整个气血处于流畅的状态。

第二类，就是疏肝理气、健脾养胃的食材。常用的有陈皮、春砂仁、莲藕、青萝卜、柑橘、香菜、山药、莲子、柴胡等。这些食材或药材，都有疏肝、理气、健胃的作用。

又有朋友会问，疏肝理气就好，为什么还要健脾养胃呢？因为中医理论认为，肝属木，肝气郁滞，肝失疏泄，会损伤脾胃，这叫作"肝木克脾土"。因此，肝气郁滞的女性朋友都应该注意保护脾胃的消化和吸收功能。

中医认为，脾胃为后天之本，是气血生化之源。如果我们的脾胃功能正常，气血充足，可以滋养肝血，肝血充足了，肝气、肝阴、肝血就处于一个平衡的状态，那么我们身体的状态就会很好。

根据上面介绍的食材，我给大家推荐两个疏肝理气、调理情绪的食疗方。

凉拌薄荷佛手瓜

材料：新鲜佛手瓜200克，新鲜薄荷叶5～10克，生姜丝、香油、白醋、白糖、精盐适量。

做法：将洗干净的佛手瓜和薄荷叶切成丝，加上配料（血糖高的人不用加白糖），把食材拌匀，放置约20分钟，即可食用。

用法：每周2～3次，随餐服用。

作用：薄荷具有疏肝行气、清利头目和疏散风寒的作用。佛手瓜营养非常丰富，具有抗氧化的作用，能及时发现和清除身体内的自由基，起到延缓衰老、美容养颜的作用。

注意：这是一款清凉微甜且爽口的佳肴。除了煲汤、炒菜，佛手瓜也可以生吃，嫩佛手瓜还可以连皮一起吃。

莲子酿莲藕

材料：莲藕300克，莲子100克，花生油和精盐适量。

做法：将新鲜的莲子去壳、去心，煮熟后放在碗里拿工具捣烂，或者放入料理机搅成糊状，加盐、花生油备用；将洗干净的莲藕切成厚片，莲藕孔洞里填满莲子糊；放到锅里，加适量清水焖煮，直到莲藕熟烂，调味后即可食用。

用法：每周2～3次，随餐服用。

作用：莲子酿莲藕是一款非常好的养生佳肴。莲子有理气的作用，能健脾养胃、镇静安神，对身体有很好的滋补作用，还能预防血栓。

适用：这款药膳适合肝气偏旺，容易发脾气，吃东西觉得胃口不好，或容易放屁，肚子胀的妇女。对大便稀烂或者有慢性腹泻的女性，也有很好的帮助。

注意：莲子养脾胃，养心活血。新鲜莲子可以直接食用，很鲜嫩，味道也清甜可口。莲子本身就具有镇静安神的作用，所以用它来煮粥、炒菜、煲汤，都是非常好的选择。

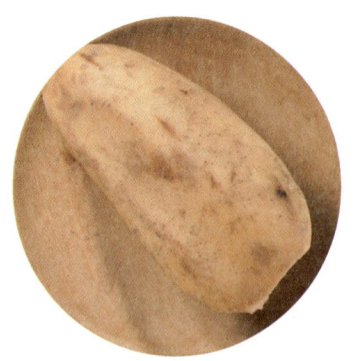 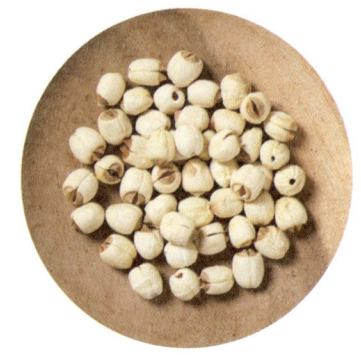

常做四季养肝操，养好气血和健康

除了食疗能疏肝理气、养护肝脏，我们日常生活中，见缝插针地做些简单的动作，也可以畅通肝经，起到养肝、护肝的保健效果。

我把自己经常做的几个小动作编成一套养肝操，分享给身边的朋友，他们都纷纷反映，这个操方便操作，效果很不错。

这个养肝操只有三个动作，简单易学，却可以刺激我们与肝经相关的重要穴位，包括期门、章门、三阴交。

拉伸和揉搓两胁，让两胁微微发热，会让我们的心情跟着舒畅起来，觉得身体的气血流动，闷堵快速减轻。如果平时感觉胸闷气短，胁肋和肚子有胀胀的感觉，都可以多做这个操快速缓解。

而且，做这个操不用借助任何工具，也不要求大的空间，很多场所都可以做，比如户外、家里、办公室等。我们在车站等车或在地铁上的时候，都可以踮踮脚，拍拍三阴交穴。

整个操做下来，也就三五分钟，不仅春天可以做，一年四季都可以做。只要坚持，就能让我们的肝经畅通，气血流动，气色和精神都会有所好转。

第一个动作：拉伸两胁

平心静气，自然站立，两腿分开，与肩同宽。先举右手上伸，把左手放在右胁，深吸气，向左侧弯腰，数5个数，呼气时放下手，站直身体。再举左手上伸，右手扶左胁，深吸气，向右侧弯腰，数5个数，呼气时放下手，站直身体。此为一个完整动作。

做法：一组5次，推荐每天至少做2组。

注意：手上举时，尽量向上伸展。腿不能弯，腿弯了，拉伸力度就减弱了。

第二个动作：斜搓期门和章门

两腿分开，与肩同宽，微微下蹲，深吸气，两手握拳，放在两胁的位置，用小鱼际来回搓期门跟章门，来回5次，然后站立，呼气。

做法：一组5次，推荐每天至少做2组。

注意：搓的时候打斜搓，打横搓就搓不到章门了，且建议半蹲着搓。如果膝关节不好，不用下蹲，膝盖稍微弯曲也可以。

章门位置：在上腹部侧端第11肋骨游离端的下方。

期门位置：胸部乳头直下，第6肋间隙，前正中线旁开4寸（5横指宽）处。

小鱼际位置：位于手掌的内侧，小拇指底下的掌面。

第三个动作：踮脚

两脚分开，与肩同宽，深吸气，踮起脚跟，放下，用右脚跟的内侧拍左腿的三阴交，拍3次，呼气。换脚再做一次。

做法：一组5次，推荐每天至少做2组。

注意：怕跌倒，做时可以扶着椅子或者墙面。

位置：三阴交在小腿内侧，内踝骨上3寸（4横指宽）。此穴是足三阴经的交会穴，所以对肝、脾、肾三经都有调理的作用。

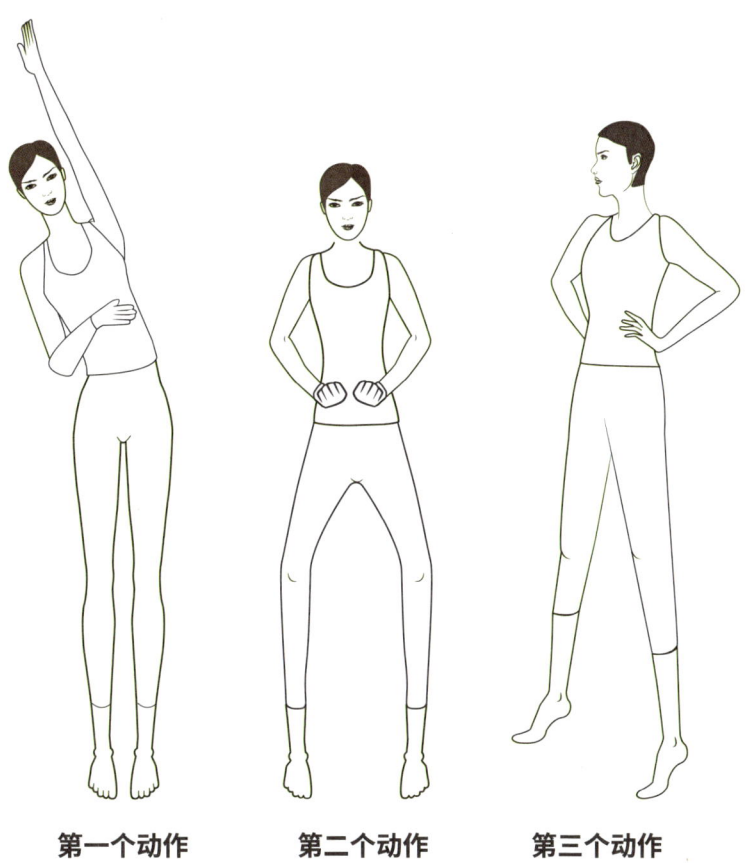

第一个动作　　　　第二个动作　　　　第三个动作

扫描二维码,
了解更多疏肝内容,查看养肝操演示视频

女人肝气郁结有多难受？

中医讲，男人属阳，女人属阴，且女性每月都有月经，流失部分阴血，所以，女性容易阴虚，阴虚则阳亢，导致虚火上炎而发火、生闷气。而且，女性本身因为内分泌波动，也容易产生肝气郁结的情况。

◉ 肝气郁结的表现

这个"郁"有郁闷、憋屈的意思，说明我们身体里的气机瘀堵了，首先表现的就是胀。胀是肝气郁结最典型的表现，如腹胀、头胀、胸胀等，以胀为主。胸胀就是乳房胀痛，腹胀就老是放屁、嗳气；或者腿很不舒服，又胀又酸。这些都是肝郁的具体表现。

由于气机不通，所以肝气郁结的人会觉得心胸很憋闷。特别是到了梅雨季节，时不时下雨，气压比较低，这些朋友就觉得心胸更憋闷了，老是要深呼吸，有时候自己在深呼吸也没有觉察。我跟这些朋友聊天的时候，经常看到她们在不自觉地深呼吸。

中医有个词叫"善太息"，就是觉得心胸憋闷，觉得肺里的气似乎氧气不够，所以要深呼吸。她们会常常不开心，喜欢长吁短叹，情绪很低落，总是高兴不起来，看到人家在笑，她在旁边皱着眉头不开心，人家问为什么不开心，她也不知道，就是情绪低落。

肝气郁结的人，还很容易睡不着：因为情绪不好，很压抑，心神不宁，睡着了也会很早醒，醒了以后又睡不着，这就是肝气郁结引起的顽固性失眠。

● 肝气郁结要怎样调理呢？

肝气郁结的女性，平时可以吃点橘子、香蕉、山楂等食物，泡点玫瑰花、合欢花、菊花茶来喝，还可以吃点逍遥丸。

逍遥丸是北宋《太平惠民和剂局方》里面的经典用方，里面的柴胡、薄荷能够疏肝解郁，白术、茯苓、甘草能够健脾益气，当归、白芍能够益阴养血。一般来说，肝郁、血虚、脾虚气弱的人，要调和肝脾，用逍遥丸比较合适。

另外，给大家推荐两个食疗方。

合欢陈皮茶

材料：合欢皮10克，陈皮5克。
做法：将陈皮和合欢皮一起放入养生壶里，加水300毫升，煮开10分钟即可。
用法：代茶饮。
注意：合欢皮和陈皮可以重复煮来喝，煮到水变得很淡，没有什么味道后，再丢弃。

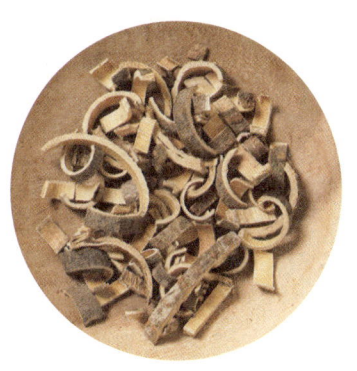
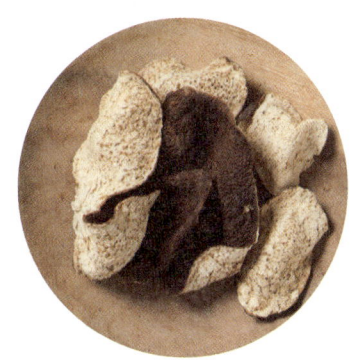

养肝双花茶

材料：茉莉花5克，素馨花5克，冰糖适量。

做法：将两种花放入保温壶中，热水冲泡后加入适量冰糖调味。

用法：上午代茶饮用。

作用：坚持饮用一段时间，可以达到排毒养颜、舒缓情绪的效果。

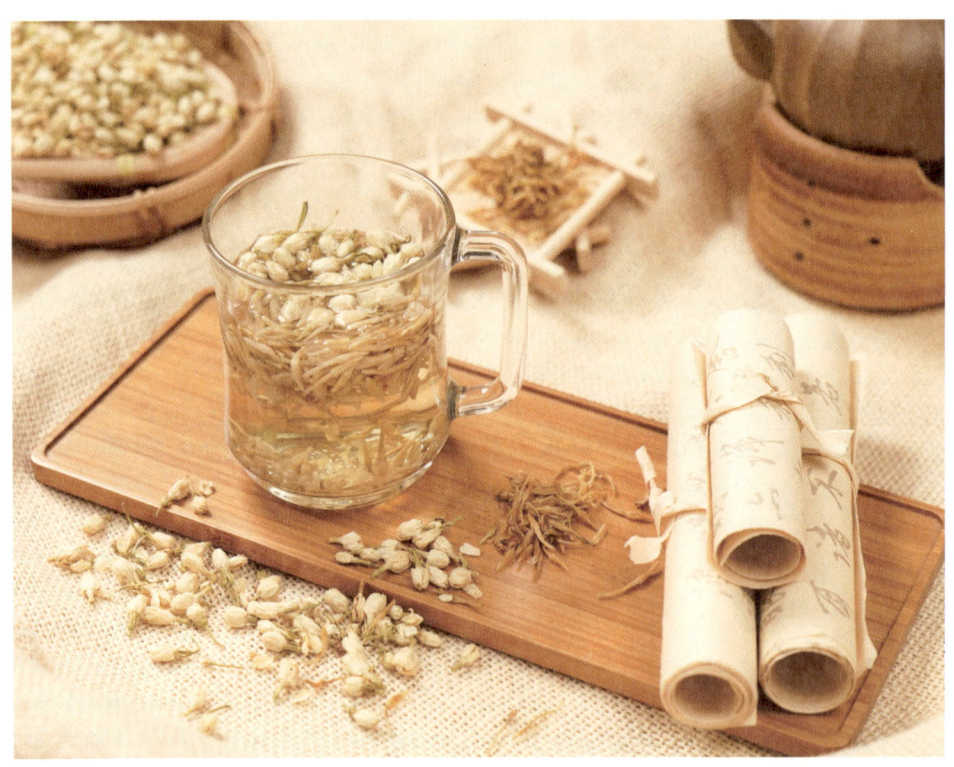

控制不住情绪，你可能是肝阴不足了

脾气"一点就着"，急躁易怒，明知道要控制，却像个煤气罐一点就爆，这是怎么回事呢？

中医认为，肝体阴而用阳，这是什么意思呢？就是肝具有藏血的作用。因为血属于阴，如果肝血不足，就表示肝阴不足，肝气就容易偏旺了，所以容易出现脾气暴躁、不能自控的情况。

因此，如果出现容易发脾气、生闷气，或者情绪控制不了，情绪又抑郁的情况，根本原因就是肝阴不足，然后引起肝血火旺。这时，我们就要及时滋补肝阴、疏肝理气，调节气血以后，身体就会感觉良好，精神饱满，心情也会恢复平静，工作效率就会更高，生活质量也会更好。

我们推荐用玫瑰花和枸杞子泡水喝。玫瑰花是一个疏肝理气的食材，而枸杞子能养肝明目，两个加一起泡水喝，既可以调理我们的情绪，又能够养肝、滋补肝阴，坚持饮用对女性的健康有很大益处。

玫瑰枸杞茶

材料：玫瑰花5克，枸杞子5克。
做法：将玫瑰花、枸杞子放入保温壶中，热水冲泡5分钟后即可。
用法：代茶饮。
注意：有口腔溃疡、长痘、喉咙肿痛、黄痰等症状的人不适合喝。

肝不好的女人吃不下、肚子胀，脾胃也是虚的

有些女孩子问我："王主任，我肠胃不好，腹胀、便溏、嗳气，常常放屁，为啥你却让我养肝疏肝呢？"

这个问题提得很好。我们知道，在脾胃运化正常的情况下，我们吃进去的东西先到胃，再到大、小肠，这是一个传输运化的过程。

中医讲，肝木克脾土，肝气不畅就会影响胃肠蠕动和吸收功能，吃一点东西就肚子胀、嗳气、放屁，舌体看上去比较胖，舌边有很多齿印，胃口往往也不好。

所以，如果我们肝气郁结了，除了有容易烦躁、发怒等情绪方面的表现，也会出现肠胃方面的问题，如腹胀、放屁、嗳气等情况。

这种情况，我们调理的主要原则是疏肝健脾。主要方法有以下几个：

第一，玫瑰花、淮山用养生壶煮开，一起倒入保温壶里，不断加水，慢慢喝。

第二，煲汤可以养胃、补充水分。用新鲜的佛手瓜煲排骨、瘦肉，味道清甜，利于理气、养脾胃。

第三，在所有菜里都可以放陈皮。陈皮用水泡软以后，水不要倒掉，一起放到菜里煮，或者放到蒸鱼、炖肉、炒青菜里，让陈皮的汁渗透进去，

经常吃,是很好的。

第四,潮汕有一种著名的凉果,老香黄,是用佛手制成的,对疏肝理气、保护脾胃非常有效。

每年佛手上市的时候,我们可以买一些回来,洗干净,切片,晾干以后撒上盐,或者泡在蜜糖里。如果胃肠不舒服,容易肚子胀、嗳气、放屁时,就夹一些出来,泡水喝是非常好的。

不过要注意,血糖高的人不适宜吃用蜜糖泡制的佛手。

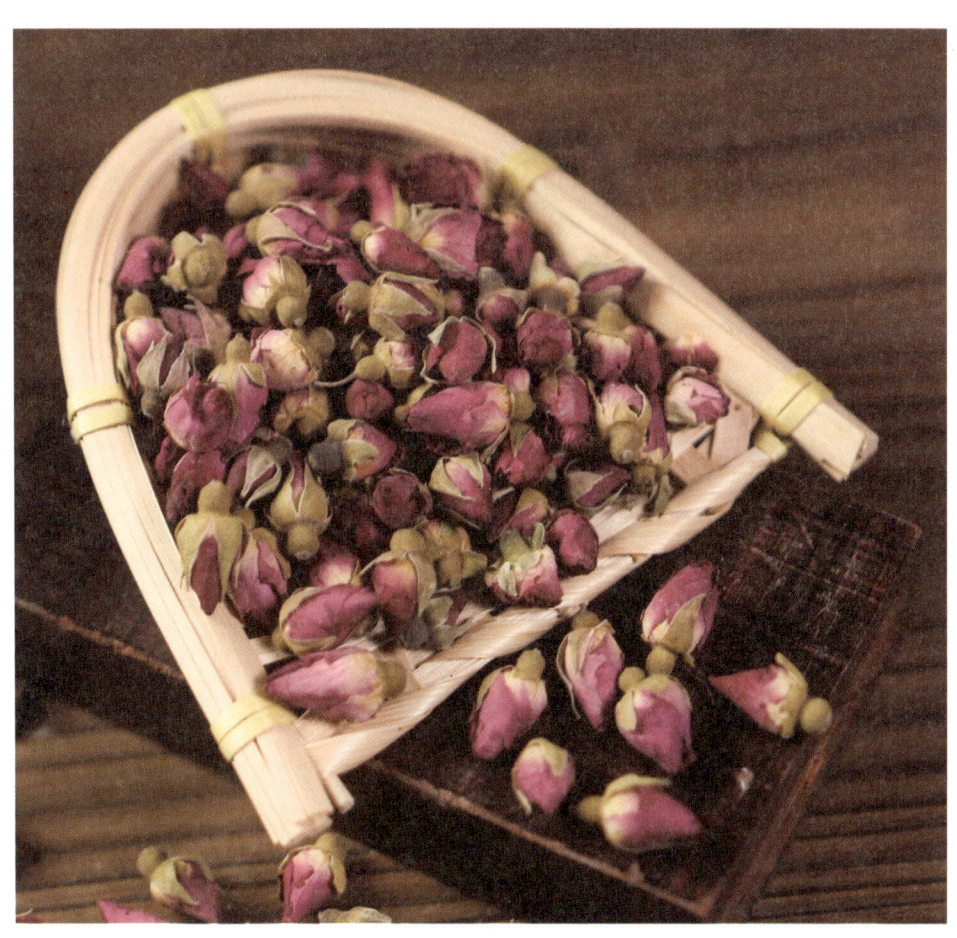

心烦失眠睡不好，一道小粥让你安枕无忧

有些人常常不高兴，喜欢长吁短叹，情绪低落，总是高兴不起来，甚至精神恍恍惚惚。这类人就非常适宜吃合欢皮，这是为什么呢？

合欢皮是合欢树的皮，它味甘，甘则缓急；入肝经，可以柔肝疏肝；同时也入心经，可以宁心安神，缓解不良情绪对身体造成的伤害。《神农本草经》中记载："合欢主安五脏和心志，令人欢乐无忧。"

这类气郁体质的人还非常容易失眠，甚至会顽固性失眠。有这类失眠的人，平时心情不是很开朗，遇到事情总爱往心里去，反复琢磨，到了晚上就睡不着觉了，平时也总是爱叹气，容易感觉肚子胀，经前乳房胀痛等。

如果你也有这样的问题，大多是肝郁导致的失眠，就应该疏肝、解郁、安神。给大家分享一个安神粥方——合欢甘麦大枣粥。

这款药粥实际上是由张仲景的经典名方"甘麦大枣汤"加味而来。甘草、浮小麦、大枣皆是平时常见的药食两用的食材，加上合欢皮，有养胃生津、化血润燥、安心养神、补脾和中的作用，对烦躁易怒、郁闷思虑导致的失眠有很好的改善作用。

合欢甘麦大枣粥

材料：合欢皮10克，大枣5枚，炙甘草5克，浮小麦15克，粳米100克。

做法：将合欢皮、浮小麦、炙甘草洗净放入锅中，加清水5碗先煎，煮沸后调成小火煮30分钟，去渣取汁，再加入大枣、粳米煮成绵粥。

用法：情绪不稳定的朋友建议空腹食用，能宁心安神、解除烦恼。

注意：患风热感冒，汗多，同时伴睡眠不安者，不宜服用。胃炎者慎用。

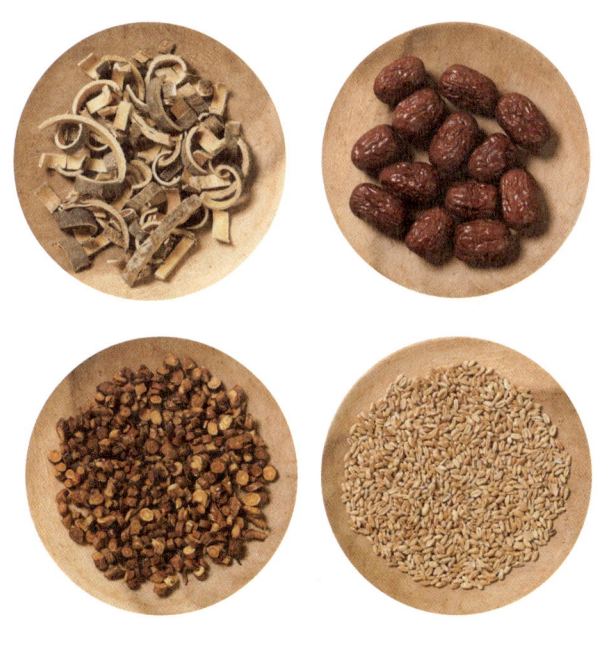

扫描二维码，
查看更多有关失眠的内容

一生气就头疼，原来是肝火旺

容易生气的人，常常会肝火旺，并伴有乳房胀痛、胸胁胀闷、眼睛酸涩、眼睛涨红、视物不清、夜间噩梦等不适，还会出现口干口苦的问题；因为肝主目，所以眼睛会特别不舒服，伴有眼睛红痛、干涩、发红等。

那么，遇到肝火旺我们该怎么办呢？这个时候可以按揉太冲：第一和第二跖骨间的凹陷处，即大脚趾和二脚趾连接的地方，往上一直推有一个窝，就是太冲。

太冲能疏肝理气、活血调经。生气后按压此穴，能帮助疏泄、消气，缓解因生气引起的一些疾病。太冲是一个对降肝火非常有效的穴位，可以有效地缓解生气情绪，又被称为"消气穴"。

太冲的妙用

太冲除了能神奇地缓解情绪、消气止怒，在生活中，太冲也能伸出援手，帮你解决众多的问题：

- 可以在你发热的时候帮你发汗。
- 可以在你紧张的时候帮你舒缓。
- 可以在你昏厥的时候将你唤醒。
- 可以在你抽搐的时候帮你解痉。

● 哪些人适合按摩太冲呢？

太冲最适合那些爱生闷气、有泪往肚子里咽的人，还有那些焦虑、忧愁、郁闷、经常不自主深吸气的人。如果你是偶尔发火，发完火马上又可谈笑风生的人，那么按摩太冲对你而言，意义就没有那么大了。

除了按摩太冲，还可以饮用杭菊花茶，清肝明目。杭菊花主要分为白菊和黄菊。杭黄菊经过炭火烘干，味苦，清热效果较强；杭白菊清热效果较弱，但清肝明目的效果更佳。

杭菊花里还有一种相对比较温和的种类叫胎菊，也就是含苞待放时就被采摘下来的小白菊，具有养肝明目、清心补肾、健脾养胃的作用。如果肝火不是特别旺盛，而且脾胃功能较弱的朋友，可以改用胎菊。

按摩太冲

取穴：太冲在脚背上，距第一、第二脚趾中间往上大概1.5厘米的位置。
按摩：每次按压3分钟左右。
作用：这个穴位左右脚各有一个，两边都要按，可以调养肝经，疏通肝气。坚持一段时间，人的情绪就可以平稳很多了。

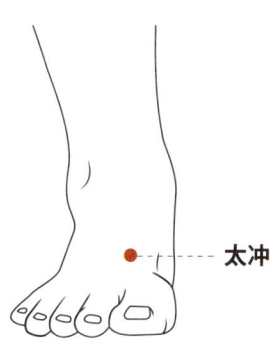

第三章 女性气血保养法则二：养好脾胃是基础

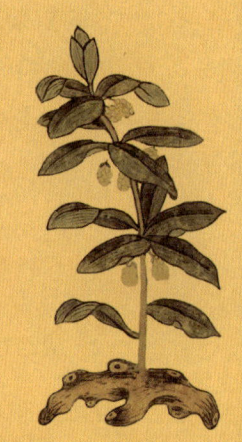

脾胃不好的人，有些事情千万别做

脾胃不好的人，在饮食当中应该注意些什么？或者有哪些东西不应该吃呢？

- 绝对不能吃辛辣刺激的食物。因为这些东西会破坏我们胃肠黏膜的功能，扰乱胃酸分泌，胃酸过多或过少，都不利于食物的消化和吸收。
- 过酸的东西也不能多吃，比如醋、过酸的饮料，这些东西会加重胃的负担。
- 不能吃太咸的食物。吃得太咸容易口渴，导致喝水过多，会稀释胃液，也不利于食物的消化，还会出现胃胀、胃痛等不舒服的感觉。
- 不要吃得太油。太油的食物脂类含量很高，消化速度就会变得缓慢，导致胃肠胀气。
- 要少食多餐，每顿饭都不能吃得太多、太饱，最好是7分饱。吃饭的时候要注意及时补充优质蛋白，因为优质蛋白是强身健体不可或缺的东西。

喝粥未必能养胃

我们常说，脾胃不好的人，喝粥能养胃，但事实上，并不是所有人都能靠喝粥养胃的。因为每个人胃不好的原因是不同的，假如我们不加以区分就喝粥，非但不能养胃，反而会伤害我们的胃。

比如，胃酸过多引起的胃炎、胃溃疡的人喝粥，只会刺激身体分泌出更多胃酸，甚至出现反酸的现象，所以胃酸过多的人是不适合喝粥的。

那么有这种情况的人应该吃什么呢？

应该多吃馒头、面条等面食，面食属于碱性食物，可以中和胃酸，让胃酸减少，有助于缓解胃病。

而对于胃酸分泌不足、消化功能不太好的朋友来说，粥就是一种可以养胃的佳品了。因为喝粥的时候，胃基本上不需要再进行研磨，还可以促进胃酸分泌，提高了胃肠消化能力，有利于肠胃功能的恢复。

此外，血糖高的人也不宜喝粥。粥的主要成分是淀粉、碳水化合物，煮成绵粥进入胃肠道后很容易被吸收，很快转化成葡萄糖，会增高患者的血糖，对病情不利。血糖得到基本控制后是可以适当喝一些粥的，但需要注意以下几点：

- 有糖尿病史的人，避免喝熬煮时间比较久的绵粥。
- 喝粥后，需要相应减少其他主食的摄入量。
- 粥内尽量少加肉类、含脂肪多的食物，或糖，避免血糖增高。
- 喝粥后要监测血糖情况，以便及时调节血糖水平。

◉ 三伏天最好别吃冷饮

每年公历7月中旬到8月中旬，就是人们常说的三伏天，通常历时40天。这期间人体的阳气最盛，浮越在体表，而脏腑相对处于比较虚寒的状态，脾胃的运化功能也比其他季节要弱一些。

在这种情况下，本身寒气重的女性朋友，如果再喝冷饮、吃冰棍，就相当于雪上加霜，很容易导致脾胃不适，出现大便清稀、腹胀腹痛、食欲不振等症状，严重者会寒湿困体。

所以，在门诊的时候，我经常告诉各位朋友，三伏天最好别吃冷饮。

其实，在没有空调、电风扇、冷饮的古代，古人消暑的方式就是出汗，通过出汗，可使体内多余的热气散出来。另外，给大家推荐两个消暑散热的方法：

- 喝一杯温薄荷水，身体会感到无比清爽。
- 适当锻炼，可以提高人体调节体温的能力，通过适量出汗，起到散出体内热量的作用。

注意：三伏天运动不要选择太阳最毒的正午，避免中暑。锻炼的时间以早晨6—9点为宜，可选择慢跑、快走、打太极拳、练八段锦、练瑜伽等不剧烈的运动方式，或傍晚饭后散步，避免出汗过多，耗气伤阴。

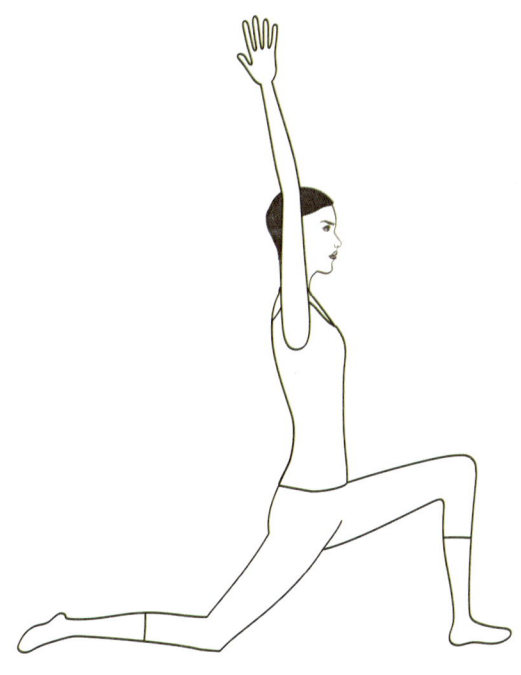

脾虚的人舌根厚腻，常拉肚子，放屁多

中医认为，脾胃在五行中属土，位居中位。脾胃是后天之本，气血生化之源。脾胃生化的气血，通过肺、肝、心、肾多脏功能向全身各个器官输送营养物质，保证身体正常运转，是身体气血运行的基础，可见脾胃是身体健康的核心所在。

脾胃虚弱，就是脾胃的功能低下，不能生化人体所需的营养物质，简单地说，就是吃进去的东西没能及时转化成对人体有用的精微物质，成了"垃圾"堆积在身体里。

有些人脾胃虚弱，但越来越肥胖，同时出现容易疲倦、大便粘马桶、口气重、便溏、放屁多，并伴有舌根厚腻的情况。

消化不好，舌苔厚腻，可能有两种情况，但都与脾胃有关：

第一种情况是吃多了，伤着肠胃了，食物运化不好，很多垃圾聚集在身体内，舌苔很脏。这样的话，就一定要吃消滞的食材。我曾经推荐过白萝卜，中医又叫"莱菔"。煮一锅白萝卜拼命吃，把萝卜当饭吃，吃得饱饱的，食积的情况很快就能消掉了。

第二种情况有可能就是脾胃功能虚弱所致。脾胃虚弱，对吃进去的食物无力及时消化、吸收、运化，于是消化不良的食物停留在胃肠间。一来食物糟粕变成湿邪堆积在身体内，阻碍经络气机的正常运行；二来脾胃虚弱，供给身体的营养物质不足，出现气虚的表现。

对于气虚的人，就会非常痛苦。他们经常会心慌心跳，脸色苍白，没有血色，觉得头晕，也会没有胃口吃饭；睡眠浅并容易惊醒，工作精力也不够，脱发或白发早生；而且口唇颜色淡淡的，容易流清口水；再看舌头，舌质很淡，没有血色，舌边有很多齿痕，舌苔也是白腻的。

这种情况下就不能吃白萝卜了，一定要大补元气。可以经常用黄芪、党参、五指毛桃、黄精等来煲汤，或拿来炖乌鸡，都非常好。

放屁是再普通不过的表现了。但有时候，不小心在人多的地方放了屁，不管是响屁还是臭屁，都非常尴尬，实为不雅。

实际上放屁是由两个原因引起的：一是脾胃气机不通畅；二是可能有些人因长期大便不通畅，肠道的蠕动不好，肠道里面存着很多粪便，毒素被重新吸收，然后产气，就引起排气，放屁多。

那要如何调理呢？第一就是多吃点理气、帮助消化的食材，比如多吃陈皮、白萝卜和富含纤维素的新鲜蔬菜，帮助排气，解决老是放屁的问题。第二就是早上起来喝400～500毫升的温开水，可以促进肠道蠕动、通畅大便、清洗肠道，对改善肠道的通气功能会有较好的帮助。

黄芪黄精炖乌鸡

材料：黄芪15克，黄精10克，乌鸡1只，姜3片，盐适量。
做法：黄芪与黄精洗净后放入药包中，乌鸡宰杀后洗净，汆水。上述材料与姜一同放入瓦煲内，加水6碗，大火煮沸后，改小火炖煮2小时，下盐便可。
用法：随三餐食用。
作用：健脾利湿，补益气血。

脾胃虚弱的人，可以这样调

大家发现没有，脾胃虚弱的人，给人的第一印象就是这个人很虚弱，没有精神，脸色不好，对吧？

她会感觉头晕眼花，没有胃口，吃东西很少；吃了以后，又觉得肚子胀，不舒服，再加上大便稀烂；整个人没什么精神，脸色也发白，舌头旁边很多齿痕。

出现这种脾胃虚弱的表现，建议可以用一些健脾养胃的食材——比如说用我们介绍过的黄芪来煲水喝就很好。另外，我教大家一道美食，是我个人最喜欢吃的一道菜。

这道美食很简单，就是番茄淮山牛尾骨汤。这个汤酸酸甜甜，很香，非常好喝，大家不妨试一下。中医讲"以形补形"，牛尾骨对我们的脊柱很好，能起到补肾壮腰的作用，而且牛尾骨也不像牛肉那么温燥。

如果真的很虚，到了天气转凉的时候，可以炖点红参吃，也是很好的。

第二个建议是，可以进行艾灸。

脾胃虚弱又不能吃生冷食物的人，建议在网上买一个艾灸盒，拿来灸膈肌以下、肚脐以上的这块范围。很多艾灸盒附有橡皮带，戴在腰上，就可以进行艾灸了。每天做艾灸1次，每次20分钟，对改善脾胃虚寒有很大益处。

第三个建议是要积极锻炼,推荐大家做八段锦、五禽戏和打太极拳。

有些人可能会说,哎呀,我这里不舒服,那里不舒服,又头晕眼花,怎么还能运动呢。

我们不用做剧烈的运动,"八段锦"这个名字,大家应该很熟悉吧。八段锦里的动作,对五脏(心、肝、脾、肺、肾)都有不同的调节作用。还有五禽戏,就是针对五脏功能来设计的运动,也非常好。

另外,还可以在家里打打太极拳,慢一点,循序渐进。

大家不妨开始做这些调理,只要能坚持锻炼,结合艾灸和饮食调理,就能在一定时间内,比较好地调节自己的脾胃。

番茄淮山牛尾汤

材料: 番茄2个,鲜淮山100克,牛尾骨500克,姜3片,盐适量。
做法: 鲜淮山、番茄洗净,切块备用;牛尾骨洗净,氽水。将番茄、牛尾骨与姜一同放入瓦煲内,加水6碗,大火煮沸后,改小火炖煮1.5小时,再加入淮山煮20分钟,下盐便可。
用法: 随三餐食用。
作用: 健脾养胃,补肾强腰,益气补虚。

扫描二维码,
查看更多健脾调理方

调内篇

教你自制八珍糕，有助于健脾养胃

大家有没有经常听中医讲这句话："肾为先天之本，脾为后天之本。"肾先天禀受于父母，是受胎时的胎元。而我们后天的生长发育，主要还是靠我们的脾胃运化食物来达到。所以说，脾胃的强弱，对于我们身体是否健康以及正气是否充足，起着至关重要的作用。

今天，就给大家介绍一个药食同源的小药方，既好吃，又易学，适于各个年龄段的人群服用。这个方子就是八珍糕。

八珍糕是我国传统的宫廷糕点之一，有补中益气、健脾开胃的作用。八珍糕是明朝一位名叫陈实功的医家记录的方子。所以说，它的历史非常悠久，乾隆皇帝、慈禧太后都非常喜欢食用八珍糕，将其作为日常养生的糕点。

在这里，简单介绍一下这个小方子，就是用薏苡仁、芡实、扁豆、莲子、山药、党参、茯苓、白术各30克——这些药在药店购买时，可以让药店帮忙打成粉，回家配上适量白米粉、白糖混匀，再加水和匀，揉出形状，蒸熟就可以食用了。

这个方子效果非常好。方子里面的莲子、山药、扁豆是滋补脾阴的，党参、白术是滋补脾阳的，茯苓、薏苡仁是祛湿利水的，还有芡实主收涩，能健脾止泻。所以，八珍糕非常平和，不易伤人。

那么，这个方子适合什么人食用呢？

首先,爱美的女性就非常适合食用。其次就是脾胃虚弱的上班族,年事已高的老人,或者脾胃不良的孩子,长期腹泻的人,都可以服用。

要注意的是,这个方子虽然好,但也不能拿它当饭吃。我们买回原料制作,最好是吃新鲜的。但也可以做一周的量,放入冰箱冷冻保存,吃之前上锅蒸一下即可食用。

成人可以每天吃2块,小儿每天吃1块就可以了。如果平时有消化不良、积食或者饮食不节导致的脾胃虚弱,可以往八珍糕里加山楂和炒麦芽各10克,能帮助脾胃消化,清除食积。

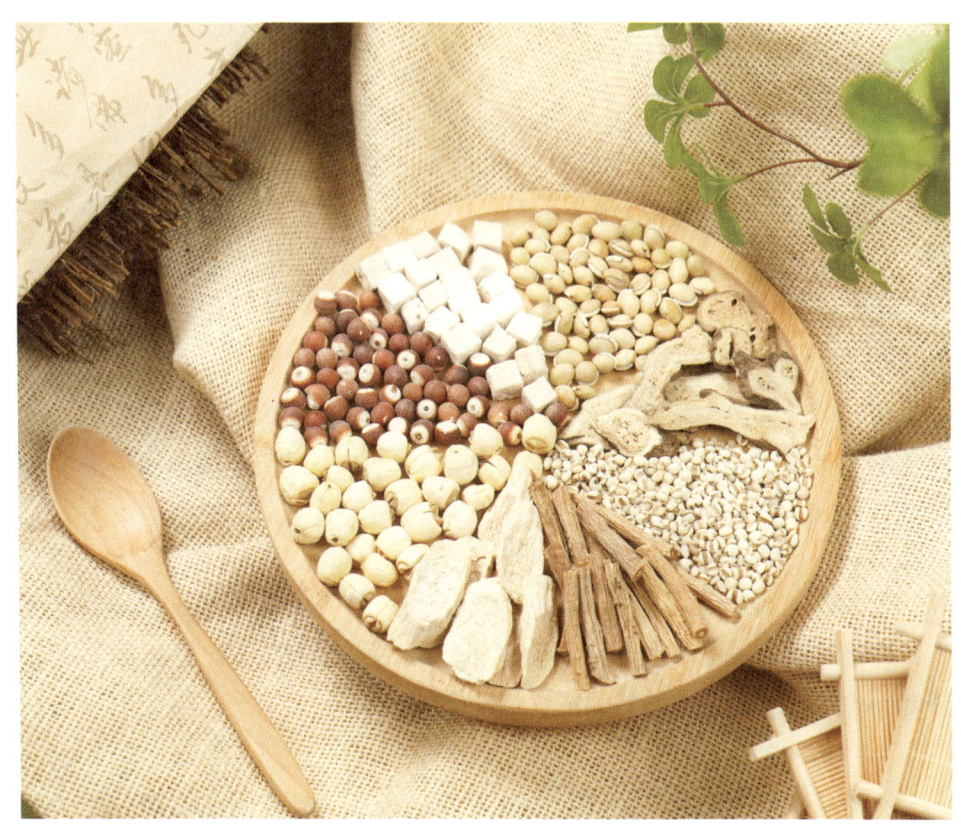

要想不生病，
先把脾胃养好吧

前阵子，我的小助理告诉我，她要好好提升自己的免疫力，争取不再感染新冠病毒了。原来，新冠肺炎疫情的时候，她不幸"中招"，发高热，刀片喉，水泥鼻，每样都来了一遍。这种刻骨铭心的痛苦经历，她实在不想再来一遍了。

我表示支持，然后问她，想怎么提高免疫力呢？她扳着手指，列举说：要早睡早起，按时吃饭，多晒太阳，多运动，还要多做我之前提到的呼吸吐纳功。

我点头同意，又忍不住提醒："你忘了一样很重要的事情，要提高免疫力，首先要养好脾胃才行。"

◉ 脾胃是身体免疫力的根基

中医并没有"免疫力"这个词，但中医认为，人体内的"正气足"，自然免疫力就会充足。如果一个人的免疫力比较差，现代医学称为"免疫力低下"，在中医则是表现为"正气不足"。当现代医学讲"增强免疫力"的时候，中医就说"扶助正气"。

我们身体要健康，首先要扶助正气，调节身体的阴阳平衡，脏腑功能才会变强，正气存内，邪不可干。

然而，保持阴阳平衡并不是那么简单的事，单纯补阴或补阳，往往都起不到好的效果。就像我们很多朋友觉得自己感染新冠病毒了，大伤元气，所以转阴后，就开始进补，如人参、冬虫夏草、当归等名贵补药，身体却没有得到很好的改善，这是为什么呢？

关键在于，我们要让自己的身体恢复调节阴阳平衡的自愈力，这种自愈能力的提高，关键还要健脾。

◉ 平衡阴阳，要先健脾

中医认为，脾胃在五行中属土，位居中位，脾胃是我们身体的后天之本，气血生化之源，它向全身各个器官输送营养物质，保证身体正常运转，是身体气血运行的基础，可见脾胃是身体健康的核心所在。

- 如果你气血不足，贫血，月经量少，色淡，要先健脾补血。
- 如果你经常咳嗽，气喘，肺气虚，要先健脾，因为脾土生肺金。
- 如果你容貌早衰，腰酸背痛，有肾虚的表现，要先健脾，补充肾气肾精。
- 如果你容易乏力，疲倦，体形偏瘦，脾主肌肉，也要先健脾。
- 如果你消化不好，嗳气、胀气，大便稀烂或者干结，脾主运化吸收，要解决这些消化问题自然要健脾。
- 如果你容易生病，免疫系统无法产生足够的免疫细胞，也是因为脾胃所运化的精微物质不够，还是要先健脾的。

所以，不健脾，吃什么、补什么都是白搭。健脾，是提高免疫力的前提和基础。要健脾，大家要看看自己是否经常做脾胃不喜欢的事。

◉ 脾胃不喜欢的事，不要做

- 脾喜欢干燥，厌恶湿气。岭南地区本来湿气就重，再不注意的话，会导致体内湿重，脾胃不和，所以大家要注意祛湿。
- 脾胃最怕暴饮暴食，吃太多，经常食积，会导致脾胃功能受损。
- 脾胃不爱甜腻、生冷、辛辣温燥、有刺激性的食物。所以，饮食清淡对脾胃是很友好的。
- 脾胃怕受克制。思虑过度、易怒，肝气不舒，就会克制压抑脾土运化，长期下来也很伤脾胃。
- 脾胃怕你随便服用伤脾的药物。过于寒凉的药物会损伤脾脏，导致脾气虚。

◉ 调理脾胃，扶助正气有妙招

除了不要做脾胃不喜欢的事情，再来介绍几个调养脾胃的方法给大家。

1. 扎马步，拍腹穴

两腿打开与肩同宽，双膝弯曲，扎马步，双手轻握拳，放在双腰侧，马步持续1～2分钟。身体站立，双手掌面放在肚脐两侧，左右手交替拍击肚脐两侧的中枢和大横，各拍30次为1组。每天1～2组。

2. 食用八珍糕

我们之前介绍过，我也曾反复推荐过这个传统食疗方。八珍糕是传统的宫廷养生糕点，温和平补，有补中益气、健脾开胃的作用。它既好吃，又容易学，适用于各个年龄段的人群。

扫描二维码，
查看更多八珍糕的内容

总是肚子胀，三个方法帮你调

现在腹胀也是一个很普遍的现象。很多人久坐不动，有时候吃得稍微多点，胃肠负担加重，就会出现腹胀。还有很多行为，会引起肠胃胀气。

- 喜欢说话的人，时间久了容易打嗝，因为说话的时候容易把气体带进胃里。
- 很多人大口喝水的时候，也会将气体带入胃部。建议慢慢喝，通过鼻子将口腔的气体呼出来。
- 吃东西的时候说话，也容易造成肠胃有气。古人说"食不言，寝不语"，静静吃饭，有助于消化吸收。
- 不能够忽略运动的作用。老是保持静坐、躺平的状态，会让我们的肠胃蠕动减慢，自然容易产气，出现腹胀的感觉。

一般来讲，导致体内腹胀、气多的原因，通常是不良饮食习惯造成的，与消化不良、胃肠功能紊乱或肠道炎症有关系。

中医讲"腑气以通为顺"，吃东西时，食物顺着胃肠道往下走，营养物质被身体吸收，剩下的废渣就形成大便。如果肚子胀，说明肠胃向下的运动受到阻碍，不顺畅了。这种情况，我建议主要从运动和饮食两方面去调养。

运动的调理

可以通过运动，如多走路，或者打太极拳来调节我们的肠胃。很多人都有过这样的体验：肚子很胀的时候，就去散步，走上一大圈回来，就觉得腹胀的感觉减轻了很多。

◉ 饮食的调理

第一个,在饮食上,选择吃容易消化的食物,如小米粥、粳米粥。正餐的时候可以选择吃点富含粗纤维的食物,如白菜、萝卜、带皮的马铃薯等蔬菜,以及一些粗粮,都含有丰富的膳食纤维,可以帮助我们消除腹胀。尽量少吃会引起胀气的豆制品、花生、大蒜、韭菜等。

第二个,可以吃一些理气的食材。比如用陈皮泡水就很好,建议腹胀的朋友买一些质量好的老陈皮,如5年以上的广陈皮。每天晚上睡觉前掰1/3(广陈皮是3瓣),即掰1瓣,放在保温壶里,把煮开的水倒进去,大概大半碗,泡到第二天。早上起来刷完牙以后,就把这个陈皮水喝了,之后再倒入半碗水。直到泡的陈皮水没有味道了,就把陈皮吃了。每天坚持喝,对改善肠胃功能会有帮助。

第三个,就是要改变饮食的习惯。比如:容易腹胀的人不要吃太饱;喝水的时候,不要一股脑儿就把水喝了;吃东西的时候,尽量少说话,慢慢吃,仔细咀嚼,慢慢吞咽。一段时间后,肠胃也会感觉好很多。

◉ 按摩肚子

如果我们经常感觉上腹胀满,多数是因为脾胃功能失调,导致气机逆乱。此时,我们除了要注意饮食和运动方面之外,还可以给自己按摩腹部,帮助身体恢复气机顺畅,让脾清上升,胃浊下降。

方法就是将左手掌放在右手背上,用右手的掌心从心窝的位置向下推按,至下腹部,每天1次,每次10~15分钟。

消化不良，大便不成形是怎么回事？

很多人都有这样的苦恼：消化不良，大便不成形。从中医辨证上来说，有以下几种原因。

脾虚

脾虚的人，脸色比较苍白，没有胃口，精神很疲倦；大便是稀烂的，没有什么臭味，但黏腻，粘马桶，这个就是脾虚的表现。

中医讲脾主运化，脾虚了，自然就没有力气进行正常的水湿运化，身体积聚过多的水湿，就会形成湿邪，与大肠里面的粪便混合在一起，导致大便稀烂而且黏腻，排出就容易粘马桶，冲也冲不干净。

除了观察大便，还有一个方法可以判断自己是不是脾虚，就是观察自己的舌头。舌头的颜色淡白，舌体胖大，舌头两边有牙齿印，舌的表面比较湿滑，这些都是典型的脾虚湿盛的表现。

那解决的思路就是要健脾祛湿了，有一个中成药叫参苓白术散，可以帮助我们的脾脏逐渐恢复正常的功能，湿气能正常排出来，大便自然就成形了。

◉ 湿热

湿热下注，也会引起大便稀烂。大便稀烂的人，往往脸上油光也会比较多，容易觉得身体很重，感觉头蒙蒙的，好像不太清醒，舌苔很脏很厚，这就是湿热引起的。

这种情况，就要清除湿热，同时加强脾胃功能，才能改善。

◉ 肝郁气滞的人也会脾胃不好

肝木克脾土，肝气不畅，也会影响脾胃的运化功能。所以，这些朋友的表现往往都跟情绪有关：容易发脾气，肚子胀，女性容易乳房胀痛；吃完饭以后觉得肚子比较饱胀，大便也是稀烂的。

这种情况就要先疏肝理气，让肝气疏通，才能让脾胃健旺。

大家可以看看，从中医辨证上，自己是属于哪一类情况。如果自己不会分辨，我很难给出客观的建议，但可以给一个大众都能接受的方子，就是可以用炒薏苡仁、扁豆、陈皮煲水喝，对于大便稀烂的情况，会有一定帮助，不妨试一下。

另外，赤小豆煲鲫鱼也能起到健脾利湿的作用，既可以利湿，又不伤正气。

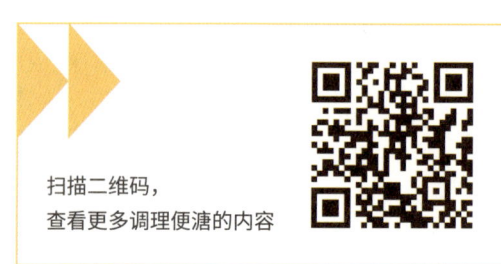

扫描二维码，
查看更多调理便溏的内容

赤小豆煲鲫鱼

材料：赤小豆150克，鲫鱼500克左右，生姜、葱、盐适量。

做法：将鲫鱼去鳞、清理干净，然后在鱼的两面各划一刀，备用；生姜洗净切片，葱洗净后切丝，与赤小豆、鲫鱼一起放入锅中，加清水6碗，大火煮沸后改小火煲2小时，加盐调味即可。

用法：每天服食1次，连续服用5～7天。

作用：滋养补虚，利水消肿。

注意：赤小豆有利水、利尿的作用，肾虚、尿频及夜尿过多的人不宜服用。

薏苡仁扁豆陈皮茶

材料：炒薏苡仁15克，扁豆10克，陈皮5克。

做法：将炒薏苡仁、扁豆与陈皮一起放入瓦煲中，加水4碗，大火煮沸后改小火煮30分钟，调味即可，取药汁频频饮用。

用法：每天服食1次，连续服用5～7天。

作用：疏肝理气，健脾利湿。

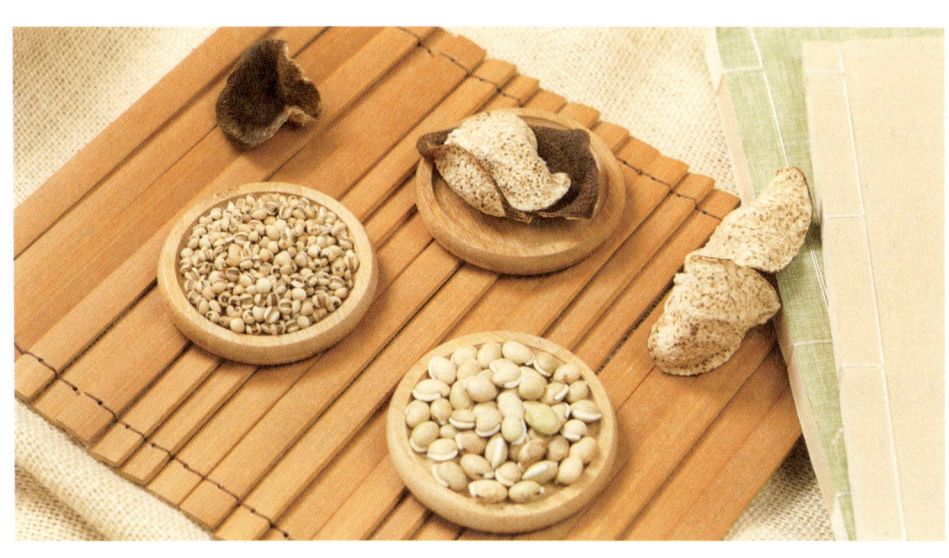

90%的女人都会便秘，你知道吗？

做了这么久科普，女性朋友说起最热门的几个话题，肯定少不了失眠、月经、美容，还有就是便秘。

很多大便困难户，几天没有便意，但感觉腹部很胀，频繁放屁，肚子作痛；终于有了便意，冲进厕所，结果待了半小时，却毫无动静；好不容易拉出来一点，然后就没了下文；肚子胀痛，脾气也越来越急躁，动不动就发火……

不得不说，这种难言之隐，让人坐立不安，难受万分。

◉ 没有无缘无故的便秘

世上没有无缘无故的爱，也没有无缘无故的便秘。有了便秘，大家就要回顾自己的日常生活，是否有下面几种不良习惯：

1. 嗜食辛辣油腻食物

很多便秘的人都不爱吃水果、蔬菜，经常喜欢吃辛辣、煎炸、油腻的食物。这些食物没有什么水分和膳食纤维，还积湿化热，影响脾胃运化，让身体生出很多毒素和垃圾，不利于健康。

2. 不爱喝水

喝水过少，会导致大便干结。除了吃饭和水果补充的水分，我们每天要饮用1.5~2升水，才能满足身体新陈代谢的需要。

3. 运动量不够

很多人一坐就是一整天，回家吃完饭就躺着"刷"手机。长时间不运动，血行变慢，肠蠕动也变慢了，食物残渣中的水分被肠道一再吸收，大便就干结，塞满肠道。

4. 没有养成良好的排便习惯

很多人工作繁忙，有了便意，就选择忽略。久而久之，身体没法形成有效的排便反应，于是就便秘了。

中医眼里的便秘

中医认为，便秘分为实性便秘和虚性便秘两种。

1. 实性便秘

实性便秘由大肠燥热、气滞等所致，主要表现为大便干结、排便不畅，伴腹胀、口干口臭、身体燥热、舌红苔黄等。治疗多以清肠泄热、润肠通便、行气导滞为主。实性便秘的人一般在短时间内出现便秘，经过调理很快就能恢复。

2. 虚性便秘

虚性便秘大多属于慢性便秘，常由体内气、血、津、液不足所致。症状表现各有不同：有排便乏力，难解出，伴面色苍白、气短乏力、头晕心慌、舌淡等，多为气虚型便秘，尤其久病、卧床、老年人多见，治疗以补气润肠为主；而有大便干结、排便困难，伴五心烦热、消瘦等，多是阴虚型便秘，治疗以滋阴润肠为主。另外，还有血虚型便秘和阳虚型便秘。虚性便秘的人便秘的时间比较长，要经过辨证治疗和饮食调养才能改善。

通便小能手——火龙果

我在很多次科普中，都向大家提到过火龙果可以通便。那么，火龙果为什么能通便，它能缓解哪种便秘呢？

火龙果具有清热凉血、利尿、润肠的功效，所以对伴有热象的实性便秘很有帮助。实性便秘的类型在便秘者中占有很高的比例。火龙果中含有丰富的膳食纤维，含量达2%～3%，比苹果、梨、橙子都高。这些可溶性膳食纤维能吸收水分，让大便变软，使其顺利从肠道排出。

火龙果里的小黑籽，也是通便的一大功臣，它的粗纤维含量高达13%，难以被人体吸收，能促进肠道蠕动，所以火龙果通便的作用非常明显。

缓解便秘小妙招

正常人每日排便1～2次，便秘患者每周排便少于3次、并且排便费力、粪质硬结、量少。便秘是现代人的通病，会导致各种各样的健康问题。那么如何解决便秘问题？

- 每天吃一个火龙果（红心或白心的火龙果都可以），对排便有很好的帮助，不会有副作用。
- 每天起床先喝大约500毫升的温开水，长期坚持能够较好地改善便秘，提高排毒效果。
- 每天坚持固定的时间上厕所排便20分钟，能帮助大家形成定期排便的习惯，对排毒消痘也是非常有效果的。
- 多做运动，如果没有时间，可以经常按摩腹部，右手掌叠加左手背放在腹部位置，然后顺时针按摩150～200次，有助于排出宿便。
- 不要熬夜，经常熬夜容易导致大便秘结、脸上长痘，人也会变胖。如果能在每晚11点前睡觉最好。

还有一种情况是气血不足。人很虚弱，胃肠动力不足，年纪大或者体虚的人就会出现这种情况。这时，火龙果就不能多吃了，要根据不同类型改善体虚，力气补充足了，虚性便秘自然就会缓解了。

为什么有些人会大便前干而后稀？

不知道大家会不会观察自己的大便情况，大便是我们脾胃功能的晴雨表。如果出现异常情况，就要警惕了。

之前我们讲过便溏、便秘的情况，但有些人比较奇怪，他的大便一开始很干，没多久就会变成稀便，这是怎么回事呢？

如果偶尔大便前干后稀，一般问题不大，注意腹部不要受凉，不要吃太油腻、燥热、生冷的食物，一般过2～3天，多数人会自己调整过来。

如果大便长期处于以上的状态，就提醒我们可能是脾虚了，导致大便在制造过程中，没能按照人体正常的代谢过程运作。

◉ 大便是如何制造出来的？

食物进入胃以后，会在消化酶和胃部蠕动的作用下，进行初步加工，再运行到小肠，在脾胃运化功能下进行深入加工，精微物质被身体吸收，传输到全身各处，发挥正常功能。而食物的残渣和糟粕则会运行到大肠，形成大便，被排出体外，而祛除毒素。

在这一过程中，脾脏起到非常重要的作用。它除了要配合胃和小肠完成食物运化、吸收，并提供给我们身体新陈代谢所需要的营养物质外，还要运化水湿，排出对身体有害的糟粕。

如果脾脏虚弱，工作能力下降，就无法使胃肠道的糟粕形成大便，排出体外。许多营养物质还没来得及吸收和利用，就被排到大肠，半成品的大便里夹杂水分，大便自然就不成形了。

那为什么会出现大便前干后稀的情况呢？原因大致可以分为以下三种。

1. 脾气虚

除了大便前干后稀，还伴有精神疲倦、精力不够、面色苍白、说话声音低落、排便很费劲等表现。因为气虚，无力推动排便，在体内滞留久了，就会出现"前干"的问题。

这种情况，我们推荐用黄芪、人参或五指毛桃泡茶喝。

2. 脾虚兼夹积食内热

如果大便前干后稀，还伴随有精神不振、食欲不佳、腹中饱胀、口中异味、大便气臭、睡觉翻来覆去睡不熟、舌苔厚腻等情况，一般是脾虚夹杂着积食内热，导致大便出现问题。

这种情况可以喝陈皮山楂水或多吃白萝卜，消食理气。

3. 脾虚兼夹阴虚内热

如果大便前干后稀，还伴随形体消瘦、食欲下降、精神疲惫、手足心热、口咽干燥、眼睛干涩、夜间盗汗、舌质偏红等情况，一般是脾虚兼夹阴虚内热。

这种情况可以试着做些大枣小米粥、淮山粥等食物健脾养胃，这些食物易于消化。另外，晚上一定要早睡，养养阴气，清除虚热。

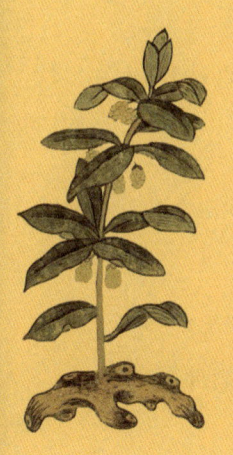

第四章 女性气血保养法则三：肾不亏，人不老

女人一肾虚，衰老找上门

一说到养肾，多数人都以为只是男人的事，然而这是一个误区，因为养肾对女人来说，同样重要。

如果感觉自己头晕健忘、腰痛、两腿无力、失眠多梦，这是身体在提醒你肾虚了，要开始补肾了。

◉ 女人更需要补肾

现代医学中的"肾"指的是肾脏，而中医里的"肾"则含义更为广泛，包括了生长发育及生殖内分泌功能、泌尿系统功能、骨骼系统、脑神经功能等。

中医里的"肾"主生长、发育、生殖，是人体的健康之源、美丽之源、气血生化之源。几乎所有的女性都要经历月经、怀孕、生产、哺乳、带下等生理过程，这些均以肾精、阴血为用。所以，肾精、阴血在女性的体内极易损耗和缺失。因此，女性更要注重养肾护肾、补益气血。

在中医看来，肾的精气充足，女性则面色红润，齿固发黑，耳聪目明，记忆力好，性功能正常，反应敏捷，不易衰老。

而肾之精气不足时，则会出现头发稀疏、视物昏花、腰膝酸软、记忆力下降、性功能减退、乌发早白等一系列早衰现象，甚至会引起很多妇科疾病，比如痛经、闭经、白带清稀、子宫肌瘤、胎动易滑等。

可以说，女人肾虚，是加速衰老的催化剂，也是万病之源。所以"肾"的养生保健是女性保持活力、延缓衰老最重要的方法之一。我认为，调补脾肾是预防未老先衰的重要途径。

◉ 补肾吃什么好？

女性更需要补肾，肾好了，女性才不容易衰老。肾虚的女性可以多吃高蛋白、绿叶蔬菜和新鲜水果，同时还要适当摄入粗粮及补肾的食品，如核桃、枸杞子、肉苁蓉等，以养颜美容、延年益寿。

肉苁蓉炖乌鸡汤

材料：肉苁蓉10克，乌鸡150克，生姜5片。

做法：将洗干净的肉苁蓉和乌鸡、生姜一起放入炖盅内，加清水3碗，隔水炖1.5小时，调味后即可食用。

用法：一般可以分两次服食，隔天一剂。

注意：肉苁蓉属于名贵的中药，是上贡朝廷的珍品，具有补肾、壮阳、益精血、润肠通便的作用，对延缓衰老、改善腰膝酸痛、提高性欲功能效果显著。阴虚火旺或者是大便长期稀烂者不宜服用肉苁蓉。青春期的女孩要慎用。

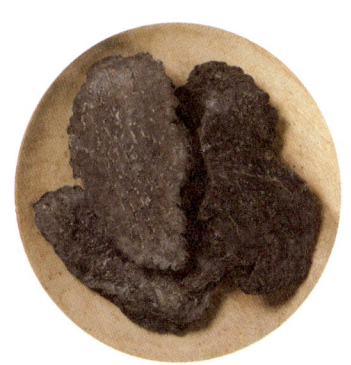
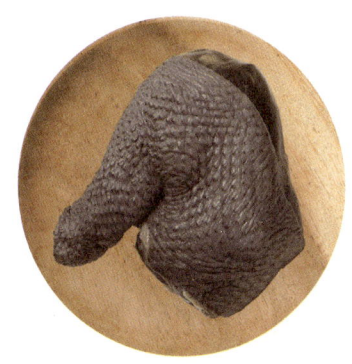

做好这几步，
为日常养肾打好根基

◉ 常晒督脉补补肾

补肾补阳，既可以用食补，也可以用天然的阳光去补。

很多爱美的女性纠结晒不晒太阳这个问题。在做好防晒的基础上，我们支持女性多晒太阳，晒晒背部的督脉，晒晒颈部的大椎，晒晒头部的百会。

督脉是人体经络的重要脉络。它是一条阳气汇聚的脉络。颈部大椎和头顶百会就在这条督脉上。大椎为督脉腧穴，又是手足三阳督脉交会穴，位于第7颈椎棘突下（即低头后，颈部最大的包下）；两耳尖相连，在头顶画一个半圆，与头后正中线相交的点就是百会。

我们在太阳底下自然行走，便会晒到这些穴位。

◉ 经常叩齿和提肛有效补肾

经常叩齿和提肛，有补肾益精、强腰固齿的作用，还能有效防治性功能衰退。我们每日早晨起床后，叩齿60次，然后舌舔上腭和舌下、齿龈，同时慢慢地吞咽口水。需要注意的是，叩齿的力量不能太猛，以免损伤牙齿。

提肛就是收缩肛门，吸气时将肛门收紧，呼气时放松，一收一松为一次，连续做50次。

● 按摩命门

如果你经常后腰发凉,小腹摸起来冷,夜尿频繁,小便清长,建议你把手搓热,趁热按摩后腰的命门,也就是腰背的正中,与肚脐相对的位置。

命门有什么作用呢?你看这个名字,意思就是生命的门户,和人的生命有关系,和寿命有关系。古代有本叫《难经》的著作,说"左为肾,右为命门"。实际上,中医说的"肾"包括肾阴和肾阳,"左为肾"是指肾阴,"右为命门"是指肾阳,所以中医把"肾阳"称为命门,说明它对人体非常重要。

重要到什么地步呢?精神之所舍,原气之所系。这就是说人体的精神,要靠人体的阳气来支撑,没有阳气,这个人就没精神。

肾为先天之本,肾中的阳气又称为"原气",就是人生命中最根本的一种元阳,与我们的生长、发育、健康、衰老密切相关,故称为"命门",强调了肾阳的重要性。按摩命门的最佳时间是酉时至亥时,也就是下午5点到晚上11点。温煦督脉命门穴,温补一身之元阳,增加生命的动力。

冬天出门的时候,可以在这个穴位贴一片暖宝宝,能持续温阳。特别冷的时候,在这里贴一片暖宝宝,也能很快暖和过来。

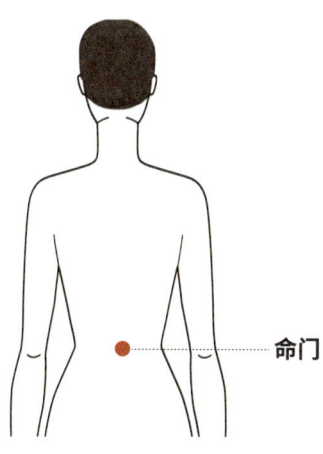

调内篇

地黄丸大不同，选错反伤肾

地黄丸是大家很熟悉的经典补肾药，但地黄丸有好几种，需要辨证后服用，才能起到滋养的作用。那地黄丸该怎么选呢？我们要先学会分辨自己是肾阳虚，还是肾阴虚。

◉ 肾阳虚，还是肾阴虚？

人有男女，肾也有阴阳。健康的人体内阴阳是平衡的，阴阳不平衡，就会出现各种健康问题。同样，你知道自己肾不好，到底是肾阳不足，还是肾阴不足，又该如何区别呢？

这个阴阳，指的就是两个对立面，比如水和火。阴是水，阳是火，肾阴虚可以简单地理解为肾水少了。主要有以下这些症状：

- 会经常感觉腰部酸疼，头晕健忘，耳朵嗡嗡响。
- 睡觉的时候容易出汗，一醒过来出汗就停止了，中医把这叫作盗汗，这些都说明肾阴不足了。
- 肾阴不足，阳气偏旺，肾水不能约制阳火，就会出现阴虚火旺，会让人觉得手、脚心发热，脸上特别是颧骨两处发红，口干咽燥，失眠多梦。

如果火少了，水是不是就变多了？是不是阴气就比较重了？如果平时感觉腰膝冷痛、怕冷、手脚冰凉、容易累、没有力气、尿多清长，特别是晚上夜尿非常多，那就说明可能是肾阳虚了。通过上面的辨证，你就知道自己是哪种肾虚了。

● 桂附地黄丸，还是六味地黄丸？

首先说大家最熟悉的六味地黄丸。六味地黄丸是北宋太医钱乙发明的方子，来源于东汉医圣张仲景《金匮要略》中的金匮肾气丸。

钱乙是儿科名家，他发现小孩子有一个特点，就是"阴常不足，阳常有余"，意思是说小儿是纯阳之体，调理疾病的时候不需要特别补阳，所以去掉了金匮肾气丸里的附子、肉桂，就变成了滋养肾阴的六味地黄丸。

而张仲景最开始的金匮肾气丸，现在叫作桂附地黄丸，这个"桂附"就是刚才讲的肉桂、附子，这两味中药都是补充人体阳气的。

所以说，肾阳虚的人可以选择桂附地黄丸，而肾阴虚的人选择六味地黄丸更为合适。现在，大家知道怎么选择了吗？

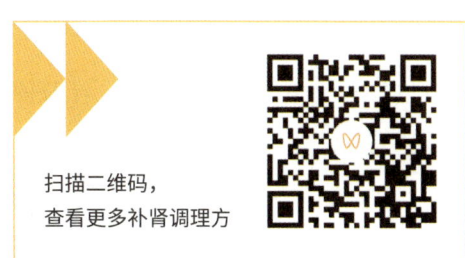

扫描二维码，
查看更多补肾调理方

肾阳虚该如何改善？

中医指出"阴虚生内热，阳虚生外寒"，意思是说，阴虚的人容易出现身体内部发热的状况，而阳气不足的人则会出现身体和四肢怕冷的现象。

肾阳虚的人一年四季都感觉不到暖和，夏天体表、双手也会发凉，睡觉的时候双脚冰冷，月经来潮时下腹部冰冷，并伴有月经量少、颜色暗红，同时有腰酸、膝盖发软、走路没有力气、头晕、健忘等；有些人性功能下降，夜尿频多，晚上老是起来小便，影响睡眠。这些就是肾阳虚的表现。

有肾阳虚的表现，该怎么办？这里有几个方法告诉大家。

第一个方法，肾气虚和肾阳虚都可以选择一个非常好的办法，就是艾灸。艾绒有温阳通经的作用，艾灸调养对改善肾虚有很好的帮助。做艾灸的时候，选择三个穴位——神阙、气海、命门，对改善肾阳虚和肾气虚非常有效。

第二个方法，我们居家就能做到，就是泡脚。泡脚的时候，可以放一块50克左右的生姜，生姜能温阳祛寒、通畅经络，可以帮助改善肾阳虚的状况。

第三个方法，用黑枸杞子和红枸杞子各5克，泡水代茶喝，既补肾又明目，也是不错的选择。

脱发、白发，原来是肾虚惹的祸

为了拥有一头乌黑亮丽的健康头发，很多女性都很注重保养自己的头发。可是，不少女性出现头发早白、脱发的烦恼。这里我们就来逐一分享白发、脱发的相关知识和调理方法。

头发早白，要好好养肾

其实到了一定的年龄，出现白发是生理衰退的自然现象，但是现在很多二三十岁的女性朋友，都会出现白发，这就需要好好调养了。

因为中医认为，过早出现白头发大多和两个原因有关：

第一个是和肾有关。因为"肾其华在发"，肾虚会导致过早出现白发的现象。

女性肾虚常表现为头发枯槁、稀疏；月经稀发，月经量少，闭经或崩漏，甚至不孕；腰酸腿软，头晕健忘，注意力不集中；下腹隐痛，白带量多，质稀等。而男性肾虚又有什么表现呢？主要是容易脱发或早年白发，腰背酸痛，精神不振，体力不支，性欲下降或阳痿，记忆力下降等。

第二个是和血有关。中医指出，"发为血之余"。意思是血充足，除了能供应身体必需的营养物质外，还能滋养头部末梢的头发。所以，很多人有血虚的问题，不及时调理，就会导致头发早白。

中医乌发的方法，避不开一个药材：何首乌。何首乌既能补肝肾又能滋精血，不管是肾虚导致的白发，还是血虚导致的白发都适用。

还有黑芝麻，具有补肝肾、滋五脏、益精血、润肠燥等作用。用制何首乌、黑芝麻，加上猪脊骨一起炖汤，对改善早年白发、达到乌发的效果有较好的帮助，尤其适合头发干枯脆弱的女性。

黑芝麻首乌煲脊骨

材料：制何首乌8克，黑芝麻30克，猪脊骨300克，生姜3片，盐适量。

做法：黑芝麻筛选干净，小火炒香；制何首乌洗净，稍浸泡，捞起装进煲汤袋；猪脊骨洗净，用刀背敲裂。将上述食材与姜一起放入瓦煲，加水10碗，大火煮沸后改小火煮1.5小时，捞起煲汤袋，加盐便可。

用法：随三餐食用。

注意：阴虚内热、有实热的人，伴有喉咙肿痛、口腔溃疡、黄痰、大便干结、痔疮出血的人慎用。

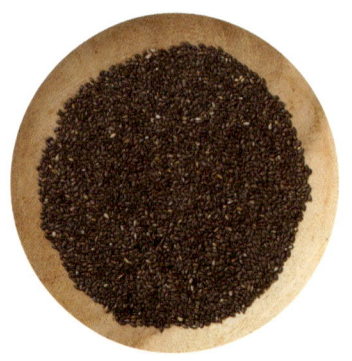
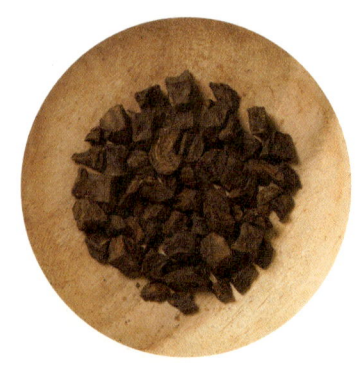

● 头发越来越少,原因有几个

很多女性朋友总觉得自己头发掉得多,有脱发的问题,其实脱发是有一定标准的。大家可以自查一下,看看自己有没有脱发的风险。如果每天掉头发在50根以内,是正常的;如果在50根以上,那就有脱发的预兆了。那么,有哪些人容易脱发呢?

1. 头发早白,脱发严重

有些人除了头发早白,还有脱发严重的问题,一般伴有腰膝酸软无力、容易怕冷、记忆力减退等。这些人都是因为肾虚而导致头发生长无源,毛根空虚而脱落,由于肾精亏虚,所以出现少年头发早白。在平时调理中,可以用桑寄生加红糖煮水当茶喝。

桑寄生红糖茶

材料:桑寄生30克,红糖适量。
做法:将桑寄生放入锅中,加入3碗水,大火煮开后改小火煮至剩1碗水,加入红糖即可。
用法:代茶饮。
作用:滋养肌肤,护固头发,坚固牙齿。

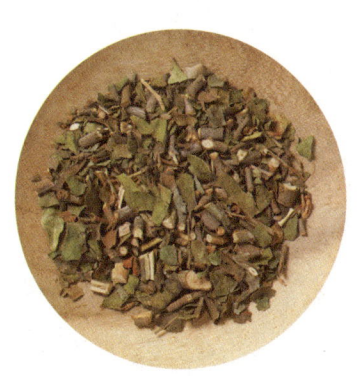
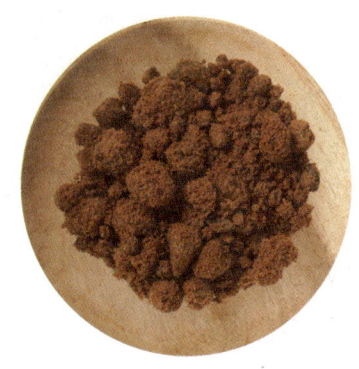

2. 头发出油，易脱发

有些人的皮肤和头发都很油腻，面部喜欢长痤疮，大便干燥难解，小便色黄。

这是因为湿热在体内蓄积，影响脾胃的吸收运化功能，而肾精的充盛需要后天脾胃的吸收及转化，所以平时要注意调理脾胃，清热祛湿，清除肾浊，再服用滋肾之品。

祛湿养发茶

材料：淮山、生地黄、地骨皮、女贞子、薏苡仁各10克。

做法：将淮山、生地黄、地骨皮、女贞子、薏苡仁放入锅中，放3碗水煎成1碗，即可饮用。

用法：上午、下午各饮用1次。

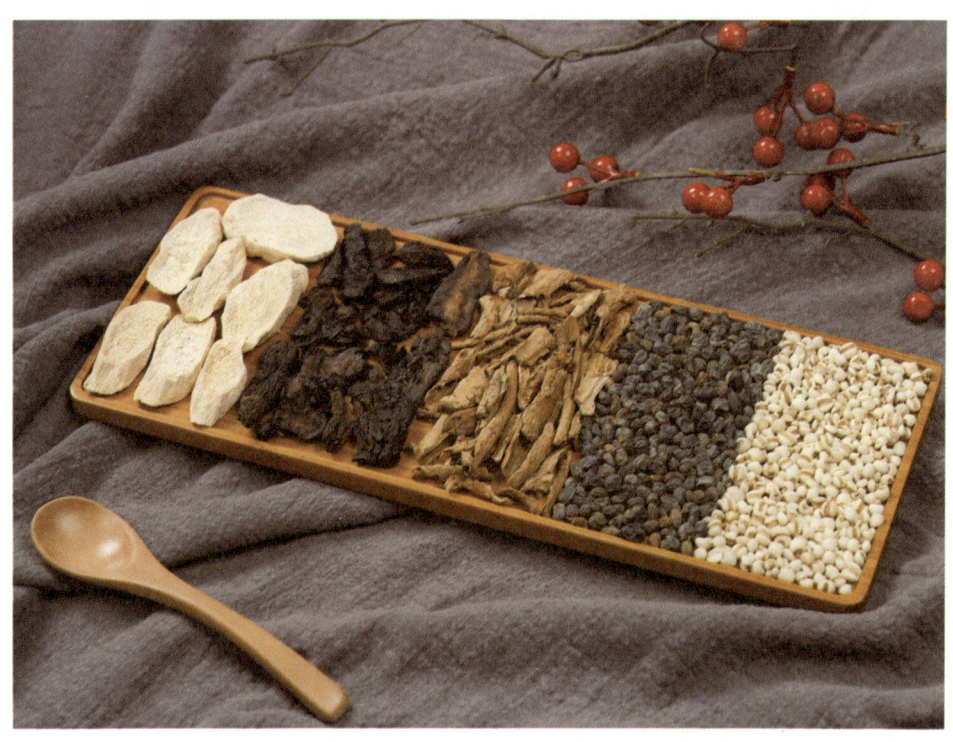

3. 思虑过度而脱发

我有一位患者小杨，是一位大学毕业不久的女性。她毕业以后，找工作一直不顺利，进入公司以后，作为新人，因为工作不熟练而经常被批评。对于同事的批评，她常常耿耿于怀，天天郁闷。

慢慢地，她逐渐出现口干口苦、失眠多梦的情况，后来还出现乳腺增生、痛经，甚至头发开始大把大把地掉。于是她更加焦虑，过来咨询医生，才知道自己是肝气郁结了。

因为肝气郁结引起脱发的人，要有针对性地进行调整。推荐经常吃疏肝养发粥来调养。

肝气郁结的人，在调理的同时，也需要自己努力，放平心态，多进行户外运动，亲近大自然，让情绪平稳。

如果我们能够学会通过观察头发变化来预知健康的方法，不仅有利于提高健康养生的能力，还可以随时调整养生和食疗计划，让健康与我们共存。

疏肝养发粥

材料：柴胡、香附各5克，白芍10克，粳米50克。
做法：将柴胡、香附、白芍放入锅里，加5碗水，煮30分钟，去渣取汁，加入粳米，煮成绵粥，调味即可食用。
用法：每周2～3次，随餐食用。
作用：疏肝理气，养血柔肝。

记忆力下降，多吃核桃补肾健脑

随着年纪渐长，有些姐妹就出现记忆力下降的情况，严重者老是丢三落四，记不起来事情，给生活和工作带来很多麻烦，也会导致烦躁、焦虑、郁闷的情绪产生。据统计，更年期出现健忘现象的女性人数占女性总数的58%左右。

中医理论指出："所以小儿无记性者，脑髓未满；高年无记性者，脑髓渐空。"《黄帝内经》中指出：肾主骨，生髓，上通于脑。强调了肾与脑有直接关系。

女性朋友进入更年期，月经将绝，肾气、肾精亏虚，脑髓空虚是记忆力下降的重要原因之一。

大量研究表明，年长的肾虚者，内分泌功能紊乱，大多脑功能下降，大脑神经细胞减少，神经传递物质（递质含量及递质受体数量）下降。可见，肾虚是健忘、阿尔茨海默病的罪魁祸首。所以，补肾、填精、益髓调理，是延缓衰老，防治健忘、阿尔茨海默病的好方法。

◉ 更年期健忘该怎么办？

我提醒大家，要早早重视更年期问题，特别是更年期健忘，应尽早实施预防措施，不要等到症状严重到影响生活，才开始着急。所以，40岁以上的姐妹们，建议从以下几方面开始重视：

- 要多动脑，勤思考。读书、下棋、练琴、打麻将等都是很好的锻炼脑功能、增强记忆的方法。另外，可以经常嚼口香糖，有研究表明：常嚼口香糖是一种不增加进食量，又能刺激大脑海马区域的好方法。
- 保证充足睡眠。因为合眼睡眠时间过少，会使大脑处于应激状态，影响精神集中和回忆信息的能力。
- 摸索一些适合自己的锻炼记忆的方法。
- 保持健康的饮食。建议多吃核桃，有益于补肾健脑。核桃被称为"补肾丸"，每天吃1～2个核桃不会长胖，也不会增加胆固醇，姐妹们可以放心吃。

山茱萸川芎炖鱼头

材料：山茱萸10克，川芎5克，鱼头1个（大鱼头半个），生姜2片。

做法：鱼头洗净，去除鱼鳃内污物。烧红油锅，放入生姜片，爆炒至微黄，放进洗干净的鱼头煎至微黄，倒入清水6碗，煮至鱼头汤呈奶白色，放入山茱萸、川芎再煮30分钟，调味后即可喝汤吃鱼头。

用法：每隔2～3天服食1次，连续服用食5～7次。

作用：补益肝肾，活血养脑，有一定的健脑效果。

注意：①川芎性温，如有虚火者，见发热心烦、口干眼红、潮热盗汗者可以去川芎，改加生地黄10克。
②小孩及孕妇不宜服用。

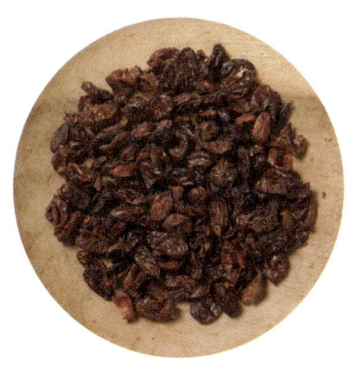
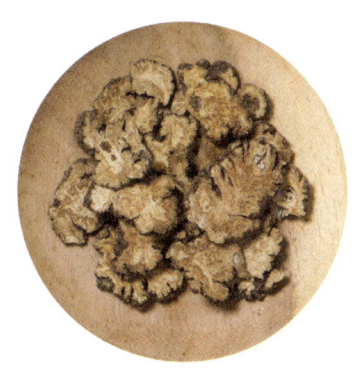

肾虚致耳鸣，及早消除很重要

中医说，肾开窍于耳，所以耳朵有问题，往往跟肾气、肾精有关系。

如果耳鸣的声音很小，这种往往是肾虚的表现，我们可以多食用补肾的食材。可以多吃点秋葵、猕猴桃，还可以将核桃、黑芝麻、枸杞子、女贞子、菟丝子拿来煲水。还有水果，像桑椹，都是直接补肾的。

耳鸣的声音很大——如同知了叫，大家听过夏天的时候树上知了叫吗？记得看《甄嬛传》的时候，皇帝跟甄嬛在商讨问题，外面知了很吵，于是皇帝就问为什么那么吵，吓得那些公公赶快拿东西去树上抓知了。外面树上的知了叫，在宫殿里面都能听得到，可见它的声音多大。

如果以知了的叫声比喻，我们的耳鸣有这么响，往往就是中医说的有肾浊了。这样的话，就要去肾浊，养肾气，一定要找医生辨证治疗，要及时用中药进行调理。

另外，从医生角度，还要看有没有神经性的问题，比如神经性耳鸣，就跟神经传导有关系，建议到医院做一些相关的检查。

可以说，耳鸣是一个比较麻烦的问题。有些人觉得耳鸣没什么大问题，一直就这样拖下去，最后可能就成了很麻烦、很难治的问题。所以，我们建议，如果大家耳朵有什么不舒服，要尽快去找原因，并且及时处理，必要的时候请医生帮忙，这样就能在早期，把它遏制在萌芽状态。

抢救虚劳貌衰，黄精当仁不让

有一位月经稀发的女性，才30岁出头，因为卵巢功能减退来找我。经过中医调理以后，她的月经恢复正常来潮，复查显示生殖内分泌指标也达到正常状态，而且她的容颜有了很大的改善，皮肤红润有光泽，头发也亮了，也不像以前一样爱生病了。

一年后，她又来找我，我差点认不出来——皮肤松弛，鱼尾纹很多，原来她的月经又开始不正常了。我给她诊脉，就问她："你是不是这阵子都在熬夜？"她说："最近单位赶项目，我已经连续加班两个多月了，晚上都是一两点才睡，现在这样，我该怎么办啊？"

◉ 老是熬夜，对女性的伤害有多大？

我一直反复强调，女性是不宜熬夜的，会消耗精血，对女性的伤害是全方位的。从外表看，长期熬夜的女性有一张"熬夜脸"，脸是松垮的，有法令纹，眼睛没有神采，皮肤暗淡，脱发明显，头发变得稀疏，没有光泽。

从内在看，熬夜熬的是肾精，伤的是气血，这些都是女性最珍贵的东西。为什么这么说呢？中医认为，精是人生命健康的核心物质。存放精的地方，主要在肾。《黄帝内经·素问·上古天真论》说："肾者主水，受五脏六腑之精而藏之。"肾藏精，既包括先天之精，又包括后天之精。大家知道先天之精是父母遗传给你的，后天之精则是靠脾胃运化水谷精微而成的。只有肾气足，肾精充盈，女人才能健康美丽，焕发青春，不易衰老。

很多朋友看到这里，就会问，那是不是要几种补品一起吃才行啊？其实，有一种神奇的食材，能兼具几种补养效果，既能补肾益精，又能健脾补气，还能滋阴润肺，简直是女性补气血、延缓衰老的佳品，那就是黄精。

◉ 抢救体虚貌衰，黄精当仁不让

现在很多女性都有虚劳的表现，多与熬夜太多、常年休息不好、脑力消耗过度或房事过度等有关，这些都会虚劳伤阴，因此，这类女性是很适合吃黄精的。

曾有医家评论黄精，说它"上补肺，中补脾，下补肾"，因其性质平和，可久服滋补身体，故被称为"血气双补之王"。东汉末《名医别录》说黄精"味甘，平，无毒。主补中益气，除风湿，安五脏。久服轻身、延年、不饥"。由此可见，黄精能补益身体气血，对保持健康和延缓衰老大有好处。

- 补脾气：黄精是一味既补气又补血养阴的食材。
- 补肺气：黄精入肺经，能养肺阴、益肺气，可与北沙参、百合配伍使用。
- 补肾精：黄精能改善肝肾亏虚，精血不足，壮筋骨，乌头发，延缓衰老。

◉ 古法九蒸九晒的黄精最好

生黄精本身无毒，但含有刺激性成分，生吃会有口舌发麻的情况。所以，黄精一定要严格遵循古法，经过多道工序炮制，即"九蒸九晒"。

"九蒸"取山泉水的"阴之气"，"九晒"取阳光的"阳之气"，让黄精吸收了天地精华，阴阳交融，由此提升了黄精的药效。古人称黄精为"仙人余粮"，就是特指九蒸九晒的黄精。

经过九蒸九晒炮制后，黄精没有了让人口感发麻的情况，油润软糯，味道甘甜，还增强了补益的作用，变身为滋补珍品，可滋肾阴、补气血。

◉ 黄精该怎么吃?

- 黄精可以做成药膳，煮粥、炖汤或泡水、泡酒喝，甚至也有人把九蒸九晒的黄精当果脯来吃。
- 黄精泡水喝一般用量为8克，不要贪多，最好饭后服用。
- 黄精发挥养生作用比较缓慢，用来补养身体需要服用较长时间。

◉ 服用黄精也有禁忌

- 黄精性平质润、黏腻，痰湿重或湿热体质的人不适合饮用，如肥胖、痰多、食滞口臭、口舌溃疡、牙龈肿痛、大便稀烂、舌苔厚腻等。
- 感冒发热、有急性感染性疾病的人禁用。

黄精淮山瘦肉汤

材料：黄精8克，新鲜淮山30克，猪瘦肉250克，生姜3片。

做法：将洗净的猪瘦肉与黄精、淮山、生姜片一起放入砂锅内，加清水6碗，大火煮沸后改小火煮40分钟后，调味即可。

用法：隔天服食1次，连续服食2周。工作较忙、没有时间炖汤的上班一族，可在周末抓紧时间吃2天，只要坚持就会有效果。

作用：健脾补肾，补养气血，美颜养发。

注意：此汤味道鲜美可口，家中的女性或老人都可服食。但痰多、胸部闷胀、大便稀烂粘马桶者，不宜多服。

养外一篇

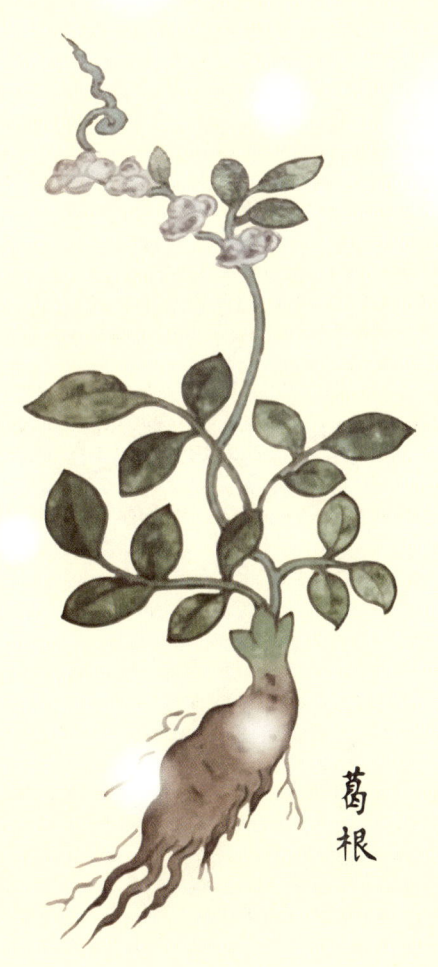

葛根

第五章 美好颜色：祛除暗沉、痘痘和斑点

告别皮肤暗沉，
养出天然好颜色

"王主任，我最近脸色很暗，也睡不太好，但以前我的皮肤很白皙的。我想要变白净一点，应该怎么办呀？白天抹防晒霜、打太阳伞，晚上涂VC美白液、喝柠檬水，这些我都试过了，但感觉皮肤还是没有收到很好的变化，中医有没有什么方法可以美白皮肤呢？"

我在诊室里面遇到的患者，不论是中年女性朋友还是年轻姑娘，都以白为美，追求肤如凝脂的白皙通透之美。

但我想强调的是，亚洲女性的肤色是以黄色为主的。不同于白种人的皮肤呈现的白色状况，亚洲女性健康的肤色，是一种健康的黄色，皮肤透亮，且在脸颊透出健康的红晕。

这里将会着重分析三种皮肤"不白"的情况，分别是发黄、发青、发黑。

不论是哪种颜色都需要进行比对。人的皮肤最为白皙的地方，是胳膊内侧和大腿内侧这些晒不到太阳的地方，以这些部位的皮肤作为比对的标准，我们可以判定一个人的面色是偏黄、偏青，还是偏黑。

◉ 皮肤发黄

皮肤黄暗，没有光泽，呈现为蜡黄色。我们常说的"黄脸婆"，就是指这种"蜡黄色"的肌肤。面色"蜡黄"提示脾胃虚弱，消化功能下降。

面色黄艳，像铜锣鼓明亮的颜色，多提示体内湿气较重。

面色黄中带红，那种红色并不是脸颊透出健康的红晕，而是类似高原红的一块红色，或者是皮肤印出的红色、血色，提示湿热蕴结体内。

面色黄中带青，比如一个人在很寒冷的北方，在大冬天的时候皮肤冻得发青的那种暗青色，提示体内有寒湿内阻。

中医说湿性黏滞，最难祛除。体内湿气重的女性可以适当做些运动，如跑步、快走、游泳、练瑜伽、打太极拳等，有助于活化气血循环、加强水湿代谢。

日常生活中应留心下列事项：

- 不要直接睡地板，地板湿气比较重，睡觉醒来容易感觉四肢酸痛。
- 不要穿潮湿未干的衣服、盖潮湿的被子，洗完澡后要充分擦干身体、吹干头发。
- 房间湿度要尽量保持干湿适中。

薏苡仁扁豆粥

材料：薏苡仁30克，炒扁豆15克，山楂5克，粳米50克。
做法：薏苡仁、炒扁豆、山楂、粳米一起放入砂锅内，加水10碗煮成烂粥，即可食用。
用法：隔天服食1次。
作用：健脾利湿，消食行滞。

● 皮肤发青

面青色多属于气郁，这些人可能感觉到肝脏或胆有些不舒服，有些人也可能会有一点寒凉都受不得的毛病，一冷就有些部位有疼痛感（如痛经、肩颈痛、胃痛、腰背酸痛等），平时应当调节情绪，保持心情舒畅，适量增加户外运动，清淡饮食。

给大家推荐一款调理皮肤发青的药膳：

佛手瓜鱼头汤

材料：佛手瓜2个，鱼头1个，胡椒3～5克，生姜3片，盐适量。

做法：鱼头洗净，去除鱼鳃内污物。烧热油锅，放入胡椒、生姜片，爆炒至微黄，放进洗干净的鱼头煎至微黄，倒入清水6碗，煮开，放入洗净切块的佛手瓜，煮至鱼头汤呈奶白色，调味，喝汤吃鱼头。

用法：每周2～3次，随餐服用。

作用：佛手瓜病虫害极少，很少使用农药，是一款绿色蔬菜。同时，佛手瓜营养丰富，有疏肝理气、行气化痰、清热生津的作用。

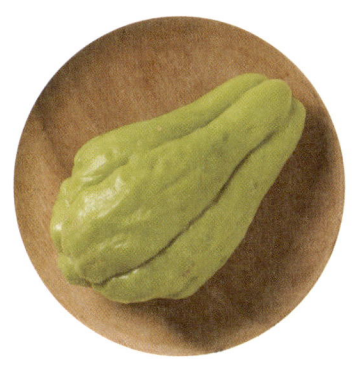
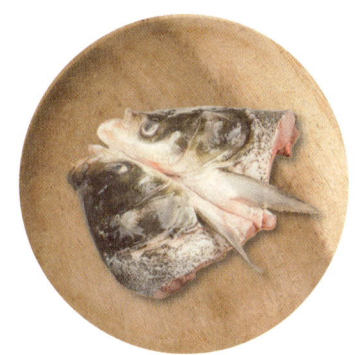

◉ 面色发暗或发黑

中医认为肾色黑，出现黑色多提示肾虚，会伴有腰膝酸软、脱发健忘、头晕耳鸣等不适。

肾虚的人应当注意少吃过咸、辛辣的食物，注意保暖，适当运动。下面给大家推荐一款调理面色发暗或发黑的药膳：

杜仲煲土鸡汤

材料：杜仲10克，土鸡250克，生姜2片。
做法：将洗净的杜仲与洗净的土鸡一起放入锅中，加清水3碗，大火煮沸后改用小火煮30分钟，加盐调味即成。
用法：每周2～3次，随餐服食。
作用：补益肝肾，强筋壮骨。

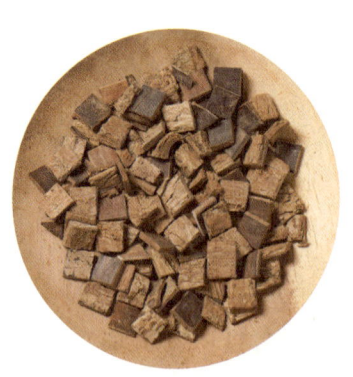
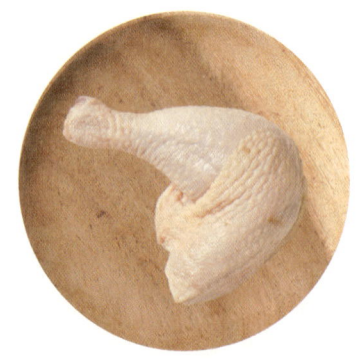

改掉两个坏习惯，黑眼圈不见了

有黑眼圈，确实让人尴尬。因为黑眼圈怎么样也遮掩不了，不但对我们的容颜影响比较大，还会给人一种疲倦虚弱的印象。引起黑眼圈的原因有两种：

第一个，就是熬夜。经常熬夜的人，眼眶下面容易出现暗沉的颜色。通常和这类朋友一见面，我就会问她们是不是又熬夜了，她们通常会说：你怎么看得出来呀。我说：你已经把这个信号放在脸上了，内行的人一看就知道又熬夜了。所以，要想消除黑眼圈，就避免熬夜。

第二个，就是有些人来月经的时候会洗头，可能是头油比较多吧，习惯每天洗头，或者两三天洗一次。来月经的时候，一般四五天不洗头就觉得很难受了，所以也不管了，就洗洗头吧。

但是在经期洗头的话，时间久了，慢慢在眼睛四周就会形成黑眼圈，而且这种黑眼圈是很难褪掉的。所以，我经常跟这些女性朋友说，千万不要在月经期洗头。

如果来月经的时候不洗头，觉得头皮很难受怎么办呢？

教大家一个很简单的办法，就是可以拿高度的米酒，如体积分数为50%～60%的米酒，或者是75%酒精（这些酒精在药店或菜市场都可以买到），洒在头发上面，抓揉均匀了，用梳子梳顺头发，再用风筒吹干。这个时候你就会感觉头发很蓬松，头皮也觉得很舒服。

来月经，但不洗头又感觉不舒服的朋友，不妨试试这个办法。

> ## 淡斑消斑，美白肌肤，
> ## 看这篇就够了

早春二月，万物复苏。春光美好，周末很多朋友都会踏青游玩。然而，没几天，身边就有不少女性朋友增加了一个共同的烦恼：不少深深浅浅的斑点，在脸上若隐若现，粉底都遮不住。

春天万物生长，脸上斑斑点点也跟着长出来，这可怎么办呢？

很多女性朋友发现自己长了斑，就会马上花钱买护肤品护肤，做医美，却往往效果不佳，或者只能维持很短的时间。这是因为，这些手段只能去除表层的斑点，无法从根源上祛斑。稍微晒晒太阳，或者生活上不注意，斑点就会卷土重来，甚至颜色加深，面积扩大。

● 长斑不是简单的"面子"问题

要想从根源上祛斑、淡斑，就必须找到长斑的内在原因。要知道，紫外线照射可以诱发色斑，身体出现健康问题，也会在我们的脸上表现出来。所以，长斑不是简单的"面子"问题，而是有着更深层的原因。

中医认为"外斑而内瘀"，意思就是如果我们身体内气血虚弱，运血无力，或肝气郁结，气滞血瘀，或湿与瘀血互结，造成经络堵塞，气血运行不畅，脸上皮肤的代谢产物、毒素就不能及时排出去，时间久了，就会沉积在皮肤的表层，形成深浅不一的斑斑点点，也会让我们的肌肤变得暗淡无光。

要祛斑，要调内以养外

中医讲究外病内治，我们会根据长斑的朋友的不同类型，通过中医"以内养外"的方法，先调理好身体内部，疏通经络气血，平衡阴阳，再辅助外治的方法，就能标本兼治，达到长期淡斑、祛斑的效果。

1. 肝气郁结的人

肝主疏泄，疏泄就是疏通和通达的意思。情绪舒畅，肝气能顺利疏通，就能保证全身的气血运行通畅。

肝同时是人体最大的排毒器官，肝气不畅，气血不通，人体里的毒素就会越积越多，导致长斑、长痘、失眠、乳腺长结节、甲状腺长结节、子宫长瘤等问题。

所以，总是闷闷不乐、爱生气、爱发脾气的人，是很容易长斑的，而且她们大多面色偏青色，斑点颜色发暗，常分布于眼周和脸颊处，还会越来越多、颜色越来越深，还常伴有月经前腹部胀痛、乳房胀痛的问题。

特别是春天，肝气旺盛，注重疏肝理气是非常重要的。我们平时要多吃玫瑰花、茉莉花、山楂、萝卜、佛手瓜、菠菜等食材，二花莲茶（见第八章第五节内容）也是我们一直推荐的适合春天调理肝气的茶饮，不妨多喝。

2. 脾虚湿重的人

很多人都有脾虚的问题，她们面色很不好，发黄发暗，没有什么血色，脸上的黄褐斑多发于颧骨、额头等部位，边界不是很清楚。

她们消化不好，大便不成形；容易疲劳乏力，经常感觉头脑昏昏沉沉，像蒙了布一样；舌头有齿痕，舌苔发白，又厚又脏。

这就是脾胃虚弱，吃进去的食物不能很好地消化吸收，导致气血不足，水湿代谢差，生出痰湿，所以容易长色斑，气色也差。

养外篇

这种情况，就要先健脾，打好气血的根基，祛斑才会有效。健脾的方法我们在第三章详细讲过，比如吃八珍糕等，感兴趣的朋友可以看看。

3. 肝肾阴虚的人

肝肾阴虚主要是指肝血和肾精都虚弱。中医指出，肝藏血，肾藏精，精血互化。意思是说，在正常情况下，当我们身体的肝血亏虚时，肾精就会主动转化成肝血，以及时补充肝血的不足。

当肾阴、肾精虚损时，肝血又会转化为肾精，补充肾阴，使阴阳平衡。而肝肾阴虚的人这种转化功能通常失调，造成精血亏虚，皮肤得不到滋润，就会变得粗糙，面色发黑，色斑丛生。

肝肾阴虚的人，色斑颜色一般会偏黑，呈深褐色或黑褐色，分布于鼻子附近或口唇以下，常伴有头昏眼花、耳鸣健忘、腰膝酸软、头发枯黄脱落、指甲凹凸不平、精神不振等情况。

这些朋友就要多注意滋养肝肾，平时多吃韭菜、动物肝脏、核桃、桑椹、淮山、枸杞子等食材。

4. 血瘀体质的人

上面几种情况发展到一定阶段，就会形成血瘀体质。比如情绪不舒、肝气郁滞的人，都容易出现气滞血瘀的问题；脾虚气虚，运血无力，引起气虚血瘀；肾虚的人，容易形成肾虚血瘀等。

血瘀体质的人，月经夹血块，或有膜状物排出，经期腰腹疼痛；脸色发黑，皮肤粗糙或毛孔突起，颜色发暗，舌头有瘀斑，舌底静脉增粗迂曲；甚至子宫、卵巢长瘤，有乳腺增生、乳腺纤维瘤、甲状腺结节等疾病。

血瘀体质的人建议平时多喝玫瑰花茶，多用山楂泡水喝，或者每天在饮食中加5克三七粉，有助于改善血瘀的状况。

● 内调的同时，结合外养

- 注意防晒：防晒是保护皮肤、预防长斑的重要手段之一。大家平时一定要注意，晒太阳或户外运动时要戴帽子，涂抹防晒霜。
- 按摩祛斑穴位：合谷和太阳。

按摩合谷

合谷位于手背第一和第二个掌骨间，拇指、食指合拢时，肌肉的最高处。经常按摩合谷，每次30下，可以活血通络，改善面部血液循环，对面部保养有很好的效果。

按摩太阳

太阳位于头部侧面，眉梢和外眼角中间向后约一横指凹陷处。经常按摩双侧太阳，有促进皮肤排毒、淡化斑点的效果。

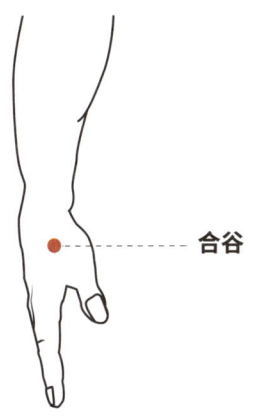
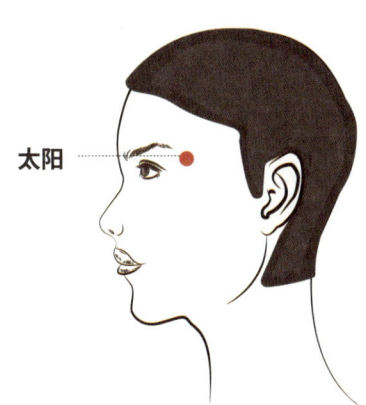

搞定各种部位痘痘，这样做简单有效

大家知道吗，不同部位长的痘痘，要用不同方法来消除。因为不同部位的痘痘，代表着身体的各种状况，要有针对性地调理。

我们来看看，面对各种痘痘，如何各个"击破"。

◉ 额头的痘痘

有些女孩子，脸上其他部位很干净，就是额头的痘痘特别多。这种情况，往往跟心火旺有关系。额头长痘痘了，往往人脾气很大，容易上火，心烦意乱，失眠多梦，小便也会比较黄。

想要清除心火，我们可以多喝莲子心茶，消除额头上的痘痘。

莲子心茶

材料：莲子心5克。

做法：将莲子心放入有盖子的玻璃杯或保温壶中，倒入开水，盖紧盖子闷5分钟后即可。

用法：每天1剂代茶饮用，可反复冲泡。可以连续服用5～7天。

注意：莲子心是寒性的，不宜长期服用。平时手脚冰冷、下腹冷痛、身体虚弱、不思饮食、虚寒体质或气血不足者不宜饮用。

◉ 下巴的痘痘

有一种痘痘，专门长在下巴上，而且痘印很难去除，而额头或面部其他部位则很干净。

一般认为，下巴上的痘痘跟生殖内分泌有关。如果肾火比较旺，下巴就容易长痘痘，也会出现内分泌失调的问题，比如月经提早、月经颜色鲜红、月经量也会比较多。

要清除下巴的痘痘，就要多吃能泻肾火的食材，比如用墨旱莲煲水喝，或者用生地黄煲水喝。墨旱莲具有凉血、滋养肝肾的作用，既可以清肾热，又可以养肾阴，是一味清养兼得，不会伤正气的好食材。

生地黄能清热凉血、养阴生津，对于多种疾病导致的肾火较旺，或阴虚内热者都很适合，尤其对经常心烦、性情急躁、入睡困难、早醒难入睡的失眠者，也有较好的调理效果。但脾虚湿盛或大便稀烂者不宜食用。

墨旱莲茶

材料：墨旱莲15克，罗汉果3克。
做法：墨旱莲放入锅中，加水800毫升，煮至剩2碗水左右，把墨旱莲捞出后，再放入罗汉果焖出味道，关火代茶饮。
用法：连续饮用3～5天。
注意：墨旱莲清火滋阴，非常好用，可以跟药材搭配，清除各脏腑的火，比如墨旱莲配莲子心，既清肝火、清肾火，又清心火。

● 嘴巴周围的痘痘

很多女孩嘴巴周围长了痘痘，还有脓点，就跑过来问我该怎么办。我就会问她：是不是最近吃了什么燥热的东西呢？女孩果然说：很喜欢吃辛辣的或烧烤、炸物一类的食物。

这就对了，平时喜欢吃燥热的东西，身体里的湿气重，容易出现湿热蕴结的情况，蕴结在脾胃，嘴巴周围就会长出很多痘痘，大便会比较黏，粘在马桶上冲不下去。所以，长了这种痘痘，一定要控制饮食才行。

● 肥腻的东西不能吃。
● 注意不能吃海鲜。因为海鲜含有高蛋白，容易导致长痘。
● 有些蔬菜、水果不能吃。如椰菜、榴梿、杧果等，吃多了就会在身体里产生热性、黏腻的东西，很难排掉的。

除了忌口，我们还可以多喝海带薏苡仁冬瓜汤，有健脾祛湿、清热祛痘的作用。

海带薏苡仁冬瓜汤

材料： 鲜海带50克，薏苡仁25克，冬瓜500克，食盐适量。
做法： 把海带洗净，薏苡仁用水浸泡1小时备用，冬瓜切成小块。将三者一起放到瓦煲内，加清水5碗，大火滚沸后，改为小火煲制约30分钟，加入适量食盐调味即可食用。
用法： 每天服食1次，连续服用5～7天，待脓头消退后可改为隔天1次，连续服用3～5次。
注意： 冬瓜、海带、薏苡仁三者均属于寒凉性食物，平素怕冷、脾胃虚寒、久病阳虚及易腹泻者慎食，或加入生姜调和寒性。

● 后背的痘痘

如果是后背长痘痘，一般都是属于实火比较明显的，具体什么脏腑有火，要看痘痘长在背部的什么位置，我们再根据具体情况来调理。

痘痘长在上背部，就是颈椎到胸椎的地方，跟肺火、心火有关系。我们推荐用野菊花或桑叶煲水喝，或者雪梨煲瘦肉汤，或喝雪梨汁，吃西瓜都是可以的。

痘痘长在腰部以上、胸椎以下的地方，跟肝火、胃火有关系，比如伴有口干口臭、胃部有灼热感，那可能就是消化系统有火，可以用夏枯草煲水喝。

如果痘痘长在腰部附近，那就可能跟膀胱经有火、肾火有关系，可以用车前草煲水喝或者用玉米须煲瘦肉汤，都可以起到比较好的调养作用。

扫描二维码，
获得更多祛痘调理的内容

秋冬季嘴唇干裂起皮，该怎么办？

秋冬季节，嘴唇为什么会干裂起皮呢？

一方面，秋冬季天气干燥，空气缺少水分，人体的水分也随之流失，耗伤津液；另一方面，脾开窍于口，其华在唇，脾胃所属的手足阳明经环绕口唇。

所以，脾的问题也会直接表现在唇上，比如脾虚导致津液亏虚，或是爱吃煎炸、辛辣的食物，脾胃积热灼伤津液，就会出现嘴唇干裂的情况。

还有些女性是阴虚燥热导致的，因为体内阴液不足，不能上荣于口唇，所以导致干燥脱皮。

要想缓解上述不适，首先要注意多喝水，保持环境中的湿度，适当使用润唇膏等。此外，还可以泡上一杯双冬茶，日常饮用。

麦冬的作用被总结成四句话"麦门甘寒，解渴祛烦，补心清肺，虚热自安"，说它既能补充肺脏和胃的津液，缓解咽干、咳嗽等不适，还有助于清心除烦、润滑肠道，是一味清补兼备的良药。

天冬的作用与麦冬相似，能清肺降火、滋阴润燥，适用于阴虚发热、津液缺少、口渴等证。两者配伍，取长补短，称得上秋冬养生的好搭档。

双冬茶

材料：麦冬、天冬各10克,少许冰糖。

做法：将麦冬、天冬放入杯中,用300毫升左右的开水加盖冲泡10~15分钟,加入冰糖,即可饮用。

用法：分2次服用,每天1次,连续服用7~10天。

注意：这两味药性寒,有脾胃虚症状,比如腹泻便溏、舌苔白腻、消化不良,以及风寒、感冒、咳嗽者不宜饮用。

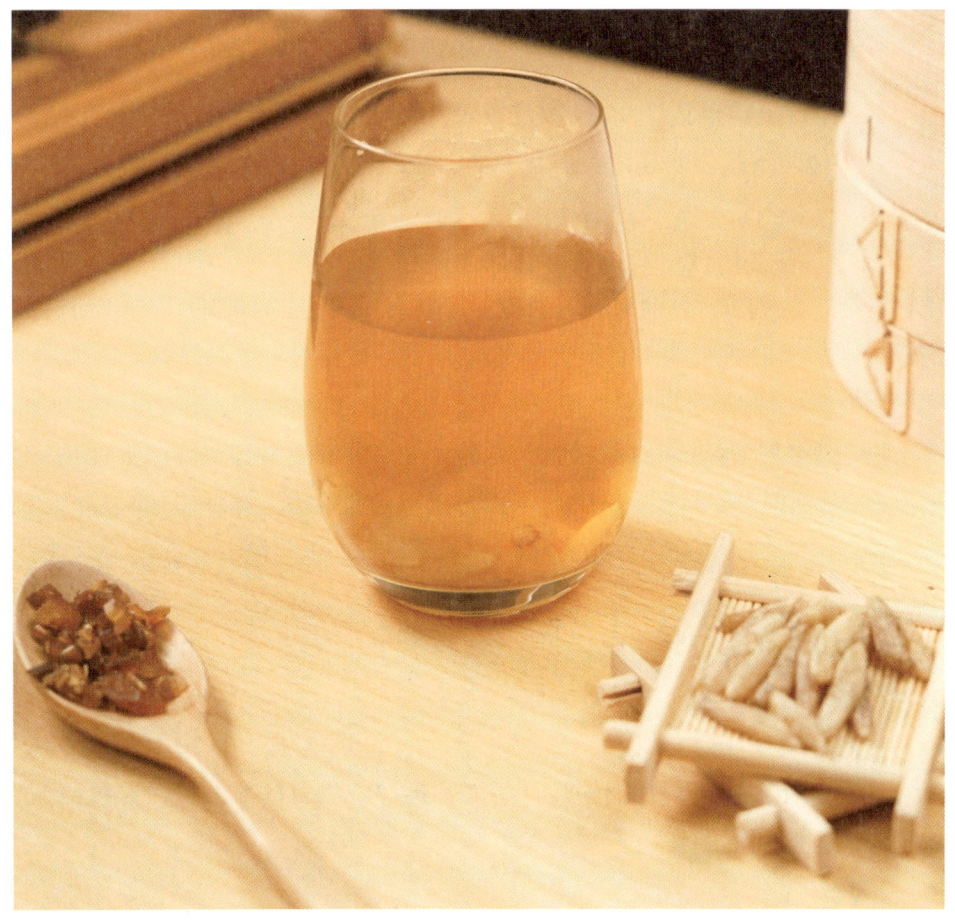

眼袋大，很可能是你脾胃虚了

前几天，有位朋友问：眼袋重跟脾虚有没有关系？要怎么样才能除掉眼袋？

事实上，眼袋是人面部老化的最先表现，眼袋不仅跟脾有关系，也跟个人生活习惯息息相关。

如果你的眼袋明显，而且颜色发暗，说明你很可能长期睡眠不足，熬夜；如果你的下眼袋明显，且颜色发黄、皮肤松弛，这多是因为脾虚了。

五脏六腑之精气，皆上注于目而为之精。眼睛的五轮学说，更是将眼部按五个部位划分，分别与五脏对应，其中上、下眼皮为肉轮，分属于脾胃，所以说眼袋的形成跟脾胃有很大的关联。

脾主肌肉，脾虚则肌肉松弛，眼睑下垂会形成眼袋。脾胃为气血生化之源，如果脾胃虚弱，则易出现气血亏虚，不能上荣于目，同样会导致眼睑松弛。

脾胃虚弱的人，除了眼袋明显外，多伴有面色萎黄、四肢无力、食欲减退、容易腹胀、大便稀溏等问题。

那要怎样才能让眼袋消失呢？给大家推荐一款食疗方，黄芪薏苡仁茶。这个茶有健脾利湿的作用，对消除眼袋、改善脾虚有一定帮助。

黄芪薏苡仁茶

材料：黄芪15克，炒薏苡仁15克，陈皮5克。

做法：将以上3种材料放入养生壶中，加3.5碗清水，将水煮成1.5碗，即可饮用。

用法：分2次服，每天1次，连续服用7～10天。

注意：这个茶方偏温，若出现牙龈红肿、喉咙肿痛、长痘、口干舌燥、心烦意乱等上火的情况，暂停服用。

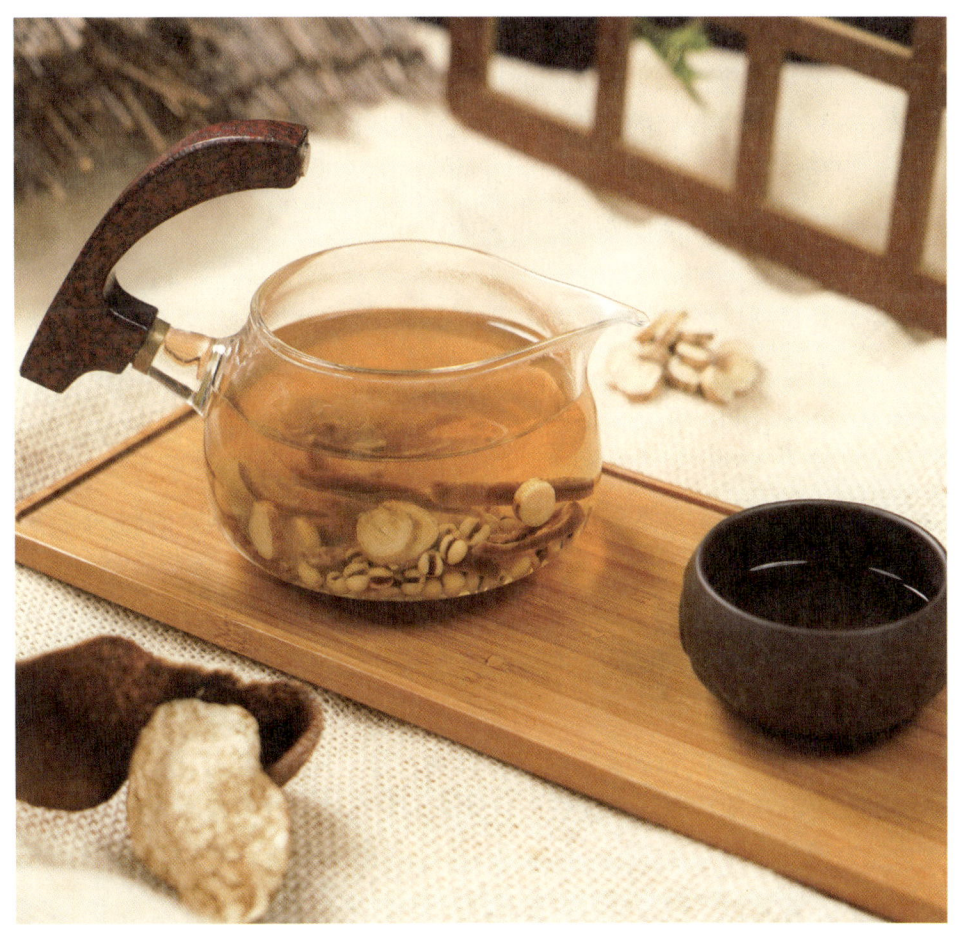

效果堪比贵妇面霜的美容古方

"不朱面若花,不粉肌如霜。色为天下艳,心乃女中郎。"

我们经常在古代的诗歌里,看到形容美人容颜姣好的句子,那么古代女子都是如何保养自己的呢?

这里分享一个古代美人养颜的按摩法,操作非常简单,一学就会。每天晚上睡觉前,将我们的双手互相搓热,然后趁热捂在脸上,顺时针和逆时针轻轻按摩10次,重复这套动作10次,常年坚持,就会达到《饮膳正要》中讲的"不生疮点""皱少颜多"的效果。

其实这是通过经络按摩,达到抚平皱纹、延缓衰老的养颜效果。

◉ 会喝汤的女人最美

中医认为,肺主皮毛。也就是说,我们的皮肤好坏跟肺有直接的关系。古人就经常用白色的食材煮成汤,来滋阴润肺,达到润养皮肤、美颜抗衰的效果。

比如百合,就属于非常好的滋阴材料。山药也具有滋阴作用,新鲜山药切开的时候,可以看到黏腻拉丝的汁液。雪梨的果肉也是白色的,也具有滋阴润肺的作用。同理,银耳也被称为白木耳,也具有养护容颜的作用。

我们推荐用以上白色食材煮成甜汤,既好吃,又能美容养颜。

◉ 慈禧太后的冻龄秘方

慈禧太后到了晚年，仍然容颜秀美、眼睛明亮，是因为她喜欢用菊花保养，长期食用菊花延龄膏，以内养外，使得容颜不老。那菊花延龄膏是如何制作的呢？

菊花延龄膏

材料：新鲜的菊花瓣500克（或者干菊花瓣200克），蜂蜜250毫升。

做法：将菊花瓣洗净后放入锅中，加1000毫升水煎煮，去渣以后熬成浓汁，加入蜂蜜，调成膏状，晾凉后装入带盖的瓶子里。

用法：每次取10克，用温开水冲服，每天饮用2～4次就可以。

作用：此方具有疏风清热、清肝明目和防衰美颜的功效。

注意：脾胃虚寒和贫血的人不适宜吃。

养颜五白汤

材料：山药200克，莲子20克，百合20克，雪梨1个，银耳1朵，枸杞子10克，冰糖适量。

做法：把莲子提前泡好，银耳泡开后撕成小朵，其他材料洗干净后放入锅中，加水炖煮40分钟即可。

作用：补肺益气，滋补养颜。

注意：血糖高的人，可以把冰糖换成罗汉果。

第六章 年轻体态：不胖不瘦，才是真的好

别人能减肥，为什么你不能？

现在肥胖的人越来越多，不管是为了身材，还是为了健康，越来越多的人加入减肥大军。但很多人就纳闷："许多在别人身上很有用的减肥方法，到我这儿怎么就没用了？"和看病一样，看病要找到生病的原因，减肥也要找到自己肥胖的根本原因，针对性减肥才能收到好的效果。让我们来看看，导致肥胖的原因有哪些。

肥胖的原因一：跟遗传有很大关系

遗传因素，需要放在导致肥胖的首要位置上。中医认为禀赋很重要，禀赋就是上一代遗传下来的因素。曾经有国外报道，父母双方有任何一方肥胖，子女肥胖的可能性可达40%；父母两方都肥胖，子女肥胖的可能性就会达到70%～80%。所以，遗传的影响是蛮大的。如果有家族遗传病史，哪怕现在不胖，也要注意合理地控制体重。

肥胖的原因二：饮食

我们常说"民以食为天"。中央电视台有个纪录片叫《舌尖上的中国》，收视率非常高。可见饮食文化，确实很受中国人的青睐。但是如果饮食不合理，热量摄入过多，尤其是高脂肪，就容易造成肥胖症了。膳食三大营养素，糖、蛋白质、脂肪，合理的比例应该是6∶1∶0.7，成人每日所需的脂肪量大概50克就足够了。

根据北京市调查，1959年城市居民脂肪摄入量平均每人每天是31克，其中动物脂肪只占到10%，到1982年，脂肪摄入量已经上升到68.7克，而动物脂肪占到50%。我们的生活水平提高了，肥胖人群也相应增多了。

◉ 肥胖的原因三：运动

现在，很多人越来越不爱运动了。大家都说工作忙，没时间，但是实际上世界卫生组织建议，要保持健康，每天坚持20分钟快走，就能达到比较好的状态。

大家知道吗，快走每分钟可以消耗12.2卡路里（非国标单位，1卡路里=4.18焦耳），跑步每分钟可以消耗37.8卡路里，而坐着的时候，仅仅消耗7.98卡路里。所以，长期不爱运动的人，因为消耗小，就容易导致脂肪堆积，身体变胖。

◉ 肥胖的原因四：内分泌

很多肥胖的人体内胰岛素分泌是不足的，所以促进了脂肪的合成。随着年龄增加，甲状腺功能和性腺功能下降，我们身体里的代谢容易产生紊乱，进而引起脂肪代谢紊乱，脂肪就容易堆积；同时，身体里的"瘦素"（可分解脂肪的激素）减少，就会中年发福。所以，中年发福就是跟内分泌有关系的。

◉ 肥胖的原因五：睡眠质量

有研究发现，如果缺乏睡眠，人体的血糖浓度会持续上升，直接后果就是患上糖尿病和导致肥胖。此外，这些人体内的生物碱含量也偏高，更容易引发暴饮暴食，导致身体吸收过量而发胖。所以，睡眠不好确实会引起身体虚胖。科学家建议每晚至少睡够7小时，以保证身体瘦素的正常分泌，使人身材苗条，精力充沛。

◉ 如何才能真正减肥?

说到这里,大家更关心了,"王主任,说了那么多,那到底用什么减肥方法比较好啊?"下面我就给大家推荐一个很重要的减肥方法,就是要改变生活方式。

第一,要控制饮食。

很多肥胖的人都管不住自己的嘴,我们常说"管住嘴,迈开腿,安好心",这样才会健康。

管住嘴,就是要控制食物的摄入,每天摄入总量控制在1000~1500卡路里,就可以减少脂肪堆积。减肥的同时,一定要注意补充适当的营养,比如优质的蛋白质、新鲜的蔬菜水果、必要的维生素和矿物质,都是不可缺少的食物。

另外,一定要多喝水。有些人对喝水有误解,说喝水多了不就胖了吗?实际上,我们身体里有很多代谢产物以可通过喝水排出体外,这样我们的身体就清爽了,对健康、对体形、对皮肤都有好处。如果是真正肥胖的人,最好在专业营养师的指导下,来制订膳食计划。

第二要改变饮食习惯。

狼吞虎咽,是一个不健康的饮食习惯。我们吃东西的时候细嚼慢咽,可以减慢营养物质的吸收,控制能量摄入。而且通过嚼与咽细化食物,能减轻肠胃的负担,对我们的肠胃,也会起到很好的保护作用。

第三要加强运动。

中医有句话叫:"气行则血行,气滞则血瘀。"运动的时候,呼吸加速,心跳加快,气机的运行也加强了,带动血液循环和经络运行,对身体起到很好的调节作用。

运动的时候，肌肉组织里的脂肪酸及葡萄糖的利用度也会大大增加，能消耗多余的糖原，减少脂肪储存，同时还可以消耗身体里已经储存的脂肪。

我有个朋友的女儿，才14岁就很胖，很想减肥。她因为准备考高中，确实学习比较忙，没什么时间运动。我问她："能接受什么运动？"她说："王医生，我跑步不行啊，也没时间跑步。"那我就问她："住几楼？"她说："住十楼。"我说："你这样吧，不要坐电梯，每天回家就走楼梯。"

她听了我的建议，坚持了一个月体重就减掉了很多。

其实，我们身边就有很多运动方式，比如快走、爬楼梯、做伸展，不一定要去健身房，花钱运动。只要我们持之以恒，把运动融入生活跟工作当中，就不会觉得很累，也会对健康有利。

最后，如果实在肥胖的人，通过饮食和运动的方式，还没法减肥，建议还是及时到医院去找医生，设计科学的减肥方案，有益健康。

女性生理期不适合减肥

如果你的朋友想在生理期减肥，一定要制止！因为女性生理期是身体基础代谢水平比较低的阶段，基础体温都比较低，通常在36.3～36.6℃。此时体内代谢缓慢，容易水肿，心情郁闷，甚至痛经。

这个阶段，千万不要节食或者剧烈运动，而要注意保暖，以调养气血为主，多吃蛋白质、维生素等丰富的食物，可以适当进行缓和的运动，如散步、慢走，帮助身体加快代谢，排出经血。

瘦身神器荷叶，你动心吗？

街上的女孩子们穿上清凉短裙，体态线条自然显露，这让减肥瘦身的话题像夏天的温度一样，热度持续攀升。

想管住嘴巴，无奈美食诱惑太多；想迈开腿，又被炎炎烈日劝退。

大家都想躺着把钱挣了，坐着把肥减了。如何想吃就吃，不用运动不吃药，也能把体重减下来，成了很多人的梦想。

◉ 中医怎么看待肥胖？

大家可能都觉得，肥胖就是吃的东西多了，肠胃吸收得太好，所以容易长肉。其实，肥胖不是吸收得太好，而是吸收功能差了，为什么这么说呢？

中医认为，脾为"后天之本""气血生化之源"。虚弱的脾胃没能及时把我们吃进去的食物转化成对身体有用的精微物质，反而成了垃圾堆在身体内。慢慢地，身体里面就淤积了痰湿，人就会虚胖，肌肉松软，容易困倦，口气重，大便粘马桶，还有些人出现怕冷的情况。

清代医学家叶天士说肥胖是"气虚阳虚为本，多痰多湿为标"。我们的祖先通过长期观察，就已经认识到，肥胖与脾胃虚衰、饮食没有节制、疏于劳作、痰饮（水湿停留体内）有关。

所以，中医谈减肥，首先就是需要补脾养胃，然后就是祛除痰湿，排出毒素。而调节脾功能的关键是升发脾的阳气，所谓"脾以升为健"。

既要能升发脾气，除去肥胖的"本"，又要消除体内痰湿、毒素，清除身体的垃圾，兼治肥胖的"标"，有这样的好东西吗？

别说，还真有。这就是我们这一节要隆重介绍的瘦身神器——荷叶了。

千年减肥神器

用荷叶减肥，已有上千年的历史。最早可追溯至明代戴元礼的《秘传证治要诀》，其中记载"荷叶服之，令人瘦劣"。

李时珍也在《本草纲目》中提到，荷叶能"生发元气，裨助脾胃"。荷叶生发的元气，是指后天的阳气，就是脾的阳气。脾阳升了，脾胃运化功能正常了，我们吃进去的食物就能被吸收转化成身体所需的营养，就不会生成痰湿和毒素。而且，荷叶不但不会生痰，还能把身体原来的痰湿清除出去，达到减肥消脂的目的。

除了能减肥，在这酷热的夏日，荷叶消暑的作用也很厉害。所以，服用荷叶，大家体重减轻了，而且精神舒爽，大大减轻了暑湿带来的困乏，这就是荷叶减肥的诸多好处。

还有，荷叶的安全性也非常高，基本无毒，适合痰湿体质的人、水肿型肥胖者、便秘型肥胖者，以及身上脂肪比例特别多并且肉很松垮的人群；还有，对于"三高"人群、中老年人、爱美的女士，也都是不错的选择。

荷叶怎么服用才能减肥？

荷叶不建议长期大量单独泡茶饮用，干荷叶泄浊的作用比较大，身体不耐受的人容易出现腹泻。大家不妨试试下面两个方子。

服用荷叶灰

荷叶灰是出自明朝的老方子。荷叶制成荷叶灰之后,里面的荷叶碱能有效地被肠胃吸收,有较强的健脾和胃、升清降浊的作用,能为身体内的垃圾找到排泄口。

医书上记载,荷叶灰的用法是用米汤调服,每次5克,每天服3次。现在天天准备米汤,大家也不太方便,用脱脂牛奶送服也是可以的。

荷叶山楂减肥茶

材料:荷叶8克,山楂5克。
做法:将荷叶和山楂一起放入养生壶内,加水3碗,中火煮沸后改小火再煮20分钟,倒出茶汁,频频饮用,具有消滞减肥、消脂利水的作用。此茶适合"三高"人群,可以帮助平时喜欢肉食者消滞消脂,还可以预防心血管疾病。
用法:每天喝3~4杯较好,不要为追求减肥效果而过量饮用。
注意:①经期、孕期、哺乳期的女性不建议饮用。
②脾胃虚寒、体瘦、气血虚弱者不建议饮用。
③对荷叶过敏的人群不宜饮用。

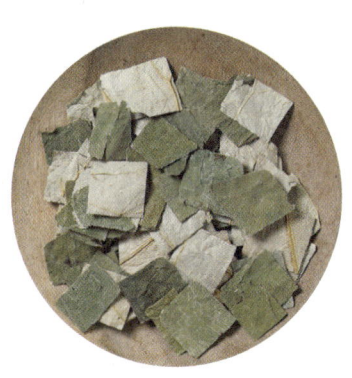
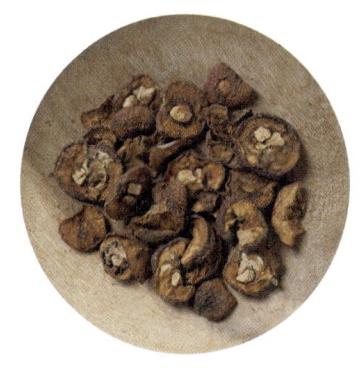

哪些东西，越吃越瘦？

减肥要控制饮食，所以选择合适的食材就很重要了。比如新鲜的水果，经常吃糖分很高的水果，就不利于减肥。如果选择糖分低，纤维素又比较多的食材，就能促进肠道蠕动，保持大便通畅，对保持体形会有很大的帮助。

我个人建议，番茄是很好的，既可以调节心血管，又可以补充维生素，还有防癌的作用。第二个就是胡萝卜，营养也很丰富。

如果可以榨汁的话，每天一个胡萝卜加一个番茄，作为基础成分，再加一些其他食材，比如火龙果、西柠或猕猴桃等，既能增加营养，又能通畅大便，对保持体形也会有很大的帮助。

荞麦是一种粗粮，营养也很丰富，长期吃对身体是很好的。但我建议，除了荞麦以外，还要适当夹杂其他粗粮。单纯只吃荞麦，其他都不吃，营养就不均衡了，对身体反而不好。

玉米须是一种利水的食材，性味偏凉，服用的时候要看具体身体状况。如果有口干口苦、容易发热、心情烦躁、小便较黄等症状，用玉米须煮水喝就很合适。糖尿病患者喝玉米须还有利于降低血糖。但是，如果容易疲劳，觉得不够气力，面色比较苍白，经常头晕眼花的人，就不适合吃玉米须了。

另外，山楂川椒茶减肥效果也挺好的，大家不妨试一试。

山楂川椒茶

材料：花椒5克，山楂15克。

做法：水煮沸后把两者放入，煮20分钟，就可以关火饮用了。

用法：每周3次，坚持至少1个月。

作用：能瘦身减脂，特别适合肥胖人群减胖肚腩。

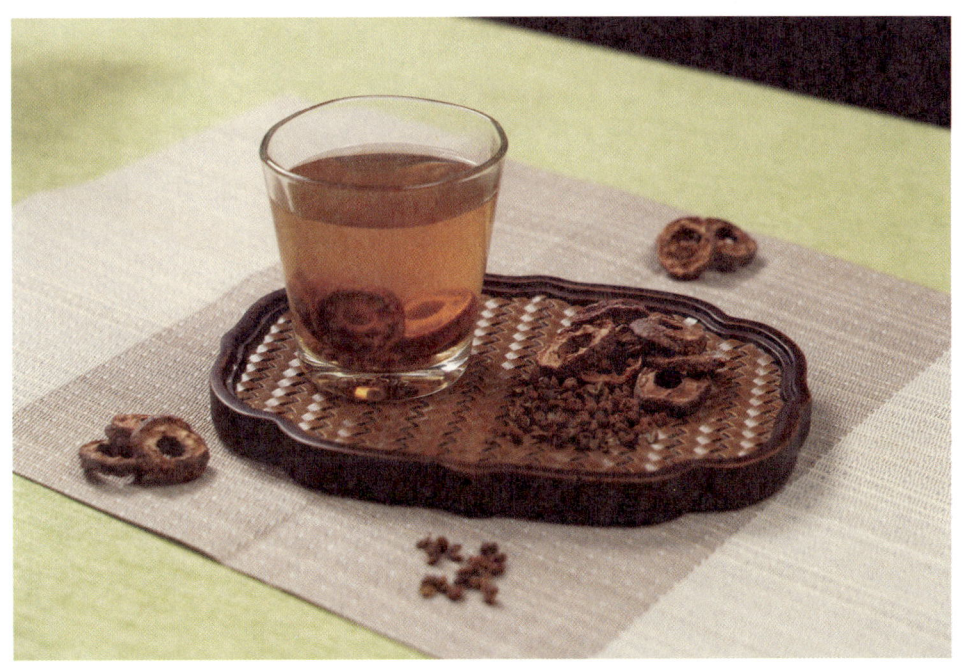

扫描二维码，
获得更多瘦身祛湿方

胖了不好，太瘦也不好

前面我们分享了很多减肥的内容，很多朋友就说，我不减肥，我想增肥，一直很瘦，身体也很弱，该怎么办呢？

胖人有胖人的烦恼，瘦人也会觉得自己太瘦，不够健康和好看。确实有不少女性朋友，特别是南方地区的女性，普遍体形瘦削，生了孩子后坐月子，大吃大喝也胖不起来，这是怎么回事呢？

第一，要注意一下自己的饮食结构。饮食是否合理？有没有偏食的情况？有很多偏食的人，身体营养不均衡，就会偏瘦。

第二，注意自己的健康情况。比如，有没有觉得心慌心跳、手抖、出汗多、潮热等。如果有这些症状，就要及时到医院去检查，排除甲状腺功能亢进。有甲状腺功能亢进的人，身体代谢会受到明显的影响，怎么吃也不会胖。

第三，不健康的生活方式。如果有人睡眠不好，消耗很大，身体不能很好地恢复，也会瘦的。

第四，阴虚火旺的人。中医说瘦人多肝火，因为消耗比较大，吃的营养物质很快就会消耗掉，人就很难胖起来。这些人体形比较消瘦，脸部容易潮红，舌质红、舌形瘦长、苔少，容易发脾气，还会有腹胀、经前乳房胀痛等情况。

这种情况，可以用滋阴的办法来调理身体，推荐喝西洋参石斛鸽子汤。或者用麦冬、沙参、玉竹或者银耳，拿来煲瘦肉汤喝，如果血糖不高，用这些食材煲冰糖是很好喝的，还有很好的滋养作用。

第五，脾胃虚弱的人。这些人脾胃气虚，最常见的表现为：倦怠乏力，大便溏稀，食欲减退，神疲懒言，食后腹胀，脘腹隐痛，口淡不渴，面色萎黄，排便无力；舌淡或伴齿痕、苔薄白，脉弱无力。推荐用黄芪党参淮山鸡汤来调理。

还有一种情况，就是家里的人都瘦，那就是家族遗传的原因，身体检查没什么问题的话，不用太担心，也不用刻意调理和滋补。

所以，如果觉得自己很瘦，不够健康，我建议首先改变一下饮食结构，注意睡眠，然后到医院做些相关检查，针对情况调理，效果更好。

西洋参石斛鸽子汤

材料：西洋参10克，石斛15克，淮山15克，鸽子1只。
做法：药材洗净；鸽子去毛洗净，去除内脏，焯水。所有食材放入锅中，加入适量清水，大火煮开后转小火熬40分钟，加盐调味即可。
用法：每周2～3次，随餐服用。
作用：滋阴益气，健脾养胃。

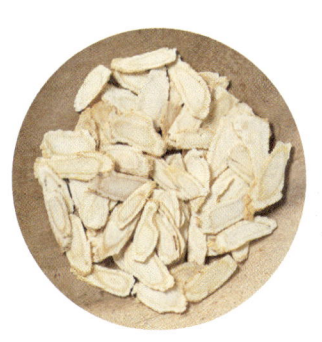
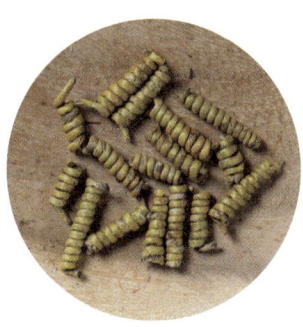
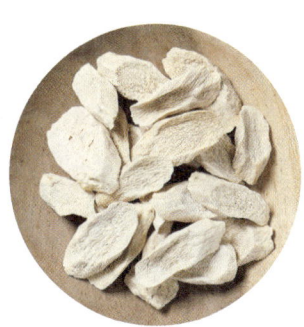

黄芪党参淮山鸡汤

材料：黄芪20克，党参15克，淮山15克，生姜3片，光鸡1只。

做法：药材洗净；鸡去除内脏，切块后焯水。所有食材一起放入炖盅内，加入清水5碗，隔水炖60分钟后调味即可。

用法：每周2～3次，随餐服用。

作用：健脾益气，滋养身体。

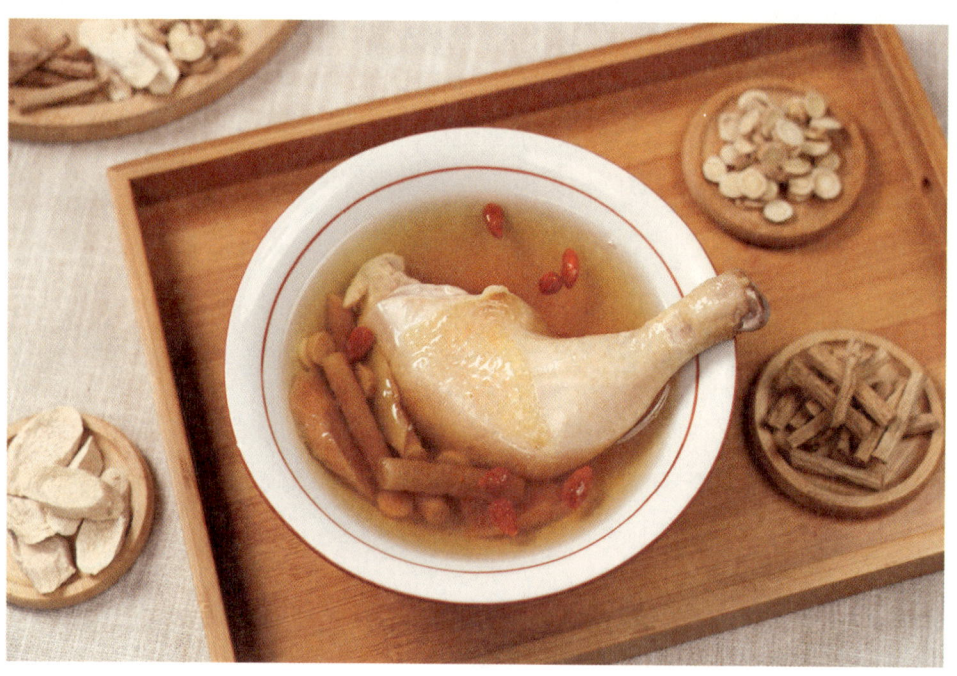

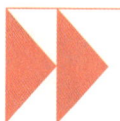

扫描二维码，
查看更多调理体形的内容

放下害羞，
让我们的乳房美好又健康

"乳房"似乎是一个不太好开口的词。

很多女性朋友，尤其是年轻的姑娘们，在提到乳房时，多以"胸部"代替，有时甚至只是用手指了指，告诉我"这里"不太舒服。

这种避而不谈、感到羞涩的态度不仅影响了她们的言语，更影响了她们的行为。

乳房没什么问题时，她们完全不在意；乳房似乎有了奇怪的肿块，还有点疼，她们认为大概能自己消除吧，就不来医院检查了；乳房疼痛难忍时，她们才意识到或许是有什么疾病，但还是犹豫再三，才选择到医院就诊。

很多女性朋友就是一再拖延，任由乳房疾病不断发展。到医院就诊时，疾病常常已经到了比较难治疗的阶段了。

我们需要放下这份羞涩和难以启齿，对乳房健康重视起来。

◉ 乳房和肝的小秘密

中医认为，导致乳房疾病的主要原因与肝气郁结有关。

女性朋友在情绪变化上总是相对敏感的，起伏比较大，常常会觉得低落、暴躁、抑郁，精神压力特别大。

在这种情况下，肝的疏泄功能会受到影响，导致肝气堆积在胸口，难以排出，就像沉重的石块堵住了河道，让流动的河水变成了一潭死水。

肝气郁结时，女性朋友在经前乳房会胀痛得厉害。除此之外，经期不准，月经量少，脸上出现黄褐斑，口苦也是肝气郁结的表现。

肝气的运行受阻，也会阻碍血液的流动，当气血都运行不畅时，会导致气滞血瘀。河中的垃圾淤积着无法排出，就会堵塞河道。

气滞血瘀时，女性朋友会感到乳房肿痛，严重时能摸到肿块，去体检的时候，就会被告知乳腺有了增生或者长出了结节。

除此之外，这些朋友还会面色暗滞，心烦易怒，经期腹部胀痛，经血颜色暗紫、有血块，这也是气滞血瘀的表现，需要尽快调理，以免出现更大的健康问题。

◉ 一看一摸，自己也能检查乳房

要重视乳房健康，定期的自我检查是必不可少的。

我们推荐在月经后的第7~10天进行自我检查，此时正是乳房生理平稳期，乳腺组织受激素影响小，可以避免我们误将腺体当成肿块。

- 观察：在镜子前站立，双臂自然垂下再向上举起，观察乳房的变化，包括乳房的大小和形态，乳头是否回缩，乳房表面有无块状凸起或凹陷，乳房皮肤有无红肿或橘皮样改变等变化。
- 触摸：一只手高举，另一只手的四指伸平并拢，以乳头为中心，按照外上、外下、内下、内上、乳头、乳晕的顺序，轻轻按压举手一侧的乳房，检查是否有肿块，乳头有无液体渗出。要注意的是，乳房的检查需要包括腋下。

如有异常，就需要尽快去医院做进一步检查，确定是否需要治疗。

◉ 你的内衣穿对了吗?

对我们女性来说,选对内衣非常重要。外衣只需要考虑合身好看,但穿对内衣不仅可以呵护乳房健康,还能让我们的胸型更加丰盈挺拔。而不合适的内衣,比如过紧的内衣,会阻碍胸部的血液循环,除了可能导致胸部疼痛外,还会增加患乳腺疾病的风险,比如乳腺增生、乳腺癌等。如果内衣脱下后,乳房周围出现明显勒痕,就说明内衣过紧了,最好换掉。

现在市面上内衣的款式五花八门,有带钢圈的、不带钢圈的,宽肩带的、窄肩带的,法式的,等等。我们建议尽量选择大小、束缚力等都合适,面料为棉质的内衣。

平时穿戴内衣的时候,尽量少穿戴有钢圈或者无肩带的内衣,不宜过紧或过于狭窄;尽量减少白天佩戴的时间,最好不超过12小时;睡觉时不宜佩戴;内衣要勤换洗,建议每日清洗、晾晒。

◉ 呵护乳房健康,只要喝杯双花茶

茉莉花疏肝理气、温中和胃,素馨花疏肝解郁。花类药性质轻,容易升浮,疏肝而不伤阴,情绪不畅的女性坚持饮用,有助于缓解压力和烦躁,理顺肝气,缓解乳房胀痛。

三花茶

材料:茉莉花5克,玫瑰花5克,合欢花5克,冰糖适量。
做法:将茉莉花、玫瑰花、合欢花用沸水冲泡,可加入适量冰糖调味。
用法:上午代茶饮用。
注意:阴虚火旺或热性体质的女性不宜食用。血糖增高者不宜加冰糖,可以调成咸味饮用。

● 丰盈健美，多喝这碗汤

青木瓜排骨猪尾汤有美白、滋阴补气、养血丰胸等功效，尤其是对阴血亏虚所致的乳房扁平的女性，效果比较好。猪排骨含有优质蛋白质，猪尾的胶原蛋白非常丰富，而且青木瓜可促进蛋白质分解、吸收，进而强化肌肉生长，间接提升胸部发育，对女性美胸大有好处。

葛根大枣汤清热利湿，活血通络，补益气血，对保持胸形有一定的帮助。

青木瓜排骨猪尾汤

材料：青木瓜1个，桔梗5克，猪排骨150克，猪尾150克，姜3片，盐适量。

做法：将猪排骨、猪尾汆水后洗净，锅中加入8碗水，放入猪排骨、猪尾、姜片及桔梗，一起熬煮，待成浓稠汤水后，去除桔梗，再放入切成块的青木瓜，煮熟后用盐调味即可食用。

用法：每周服用2~3次。

葛根大枣汤

材料：葛根30克，大枣6个，黄豆50克，蒲公英15克。

做法：将葛根、黄豆、蒲公英洗净，大枣去核，一起放入瓦煲，加水2碗，大火煮沸后改小火煮30分钟。

用法：随餐食用。

作用：气色红润，肤色白皙，胸形保持数十载。

适用：已育或中年妇女的双乳下垂、扁小的辅助治疗。

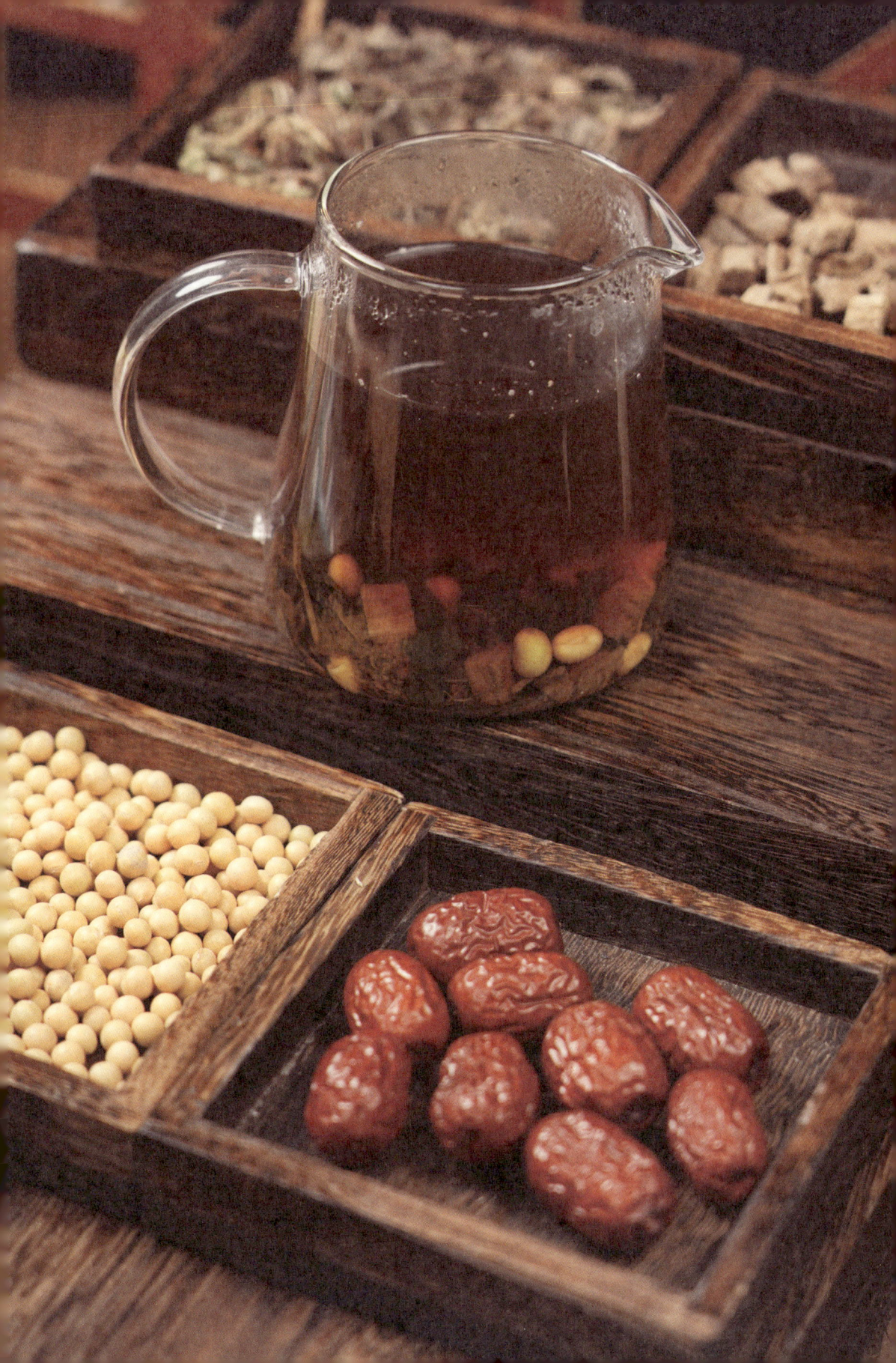

特别呵护篇

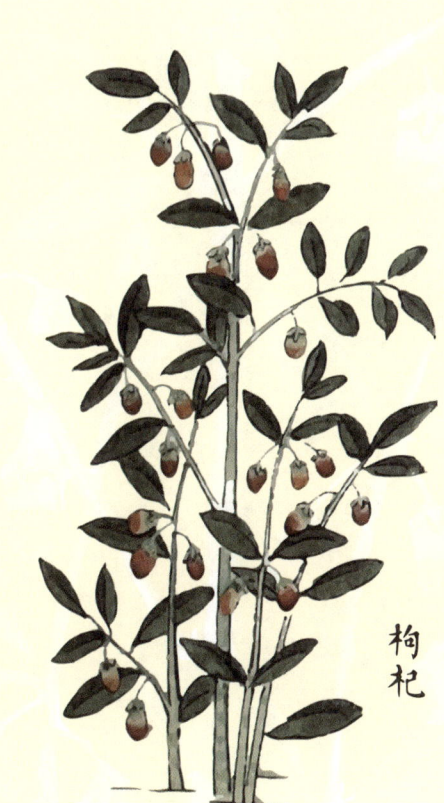

枸杞

第七章 理顺月经：搞懂月经那些事儿，"姨妈"不再烦人

月经里的健康密码，你读懂了吗？

很多女性排斥月经，觉得它很麻烦，扰乱了自己的生活。其实，月经是上天给女性特别的礼物，为什么这么说呢？

因为我们每个月都可以通过观察自己月经的情况，包括月经量的多少，月经有没有按时来潮，月经颜色的浅深以及经期时间的长短四个方面来判断月经正常与否，从而了解自己身体的健康状况。

中医认为月经有规律的来潮与脏腑、经络、气血功能密切相关，如果你能成为懂月经的人，那么你就掌握了自己的健康密码。发现月经异常，及时就医，就能防患于未然。

● 月经量：经量过多或过少，提示肾或气血有问题

我们说月经量，不仅仅指渗透在卫生巾上的量，还包括流入卫生间的量。正常的月经量是30～80毫升，一般在经期的第2～3天经量较多。以卫生巾的渗透量来衡量的话，每个月能有7～15片卫生巾的量（包括流入卫生间的量），每片卫生巾的渗透超过2/3，那就是月经量正常。月经量因个人体质的不同而有一定差异。

正常情况下，女性的月经量是基本稳定的。如果发现月经量少（＜30毫升），提示可能肾的精气、经络、气血出现问题，生殖内分泌功能失调，需要去医院检查才行。

月经量特别多也不好，容易引起血虚，导致全身无力、面色萎黄没有光泽、头晕眼花、心慌气促、不思饮食。对于这种情况，既要补气养血，也要引血归经，辨证使用当归、熟地黄、黄精、阿胶、党参、黄芪等食材，健脾补气，养血调经。

◉ 月经周期：身体有热月经会提早，身体虚弱或有寒月经会推迟

一般女性的月经周期是28天左右，但有人月经来得早一些，有人来得晚一些，变化在上一次月经时间的前后7天以内都属于正常。所以，正常月经周期可以在22～35天之内。如果变化超过7天，就属于月经不调了，常会出现以下几种情况：

情况一：月经提早7天以上，称为"月经先期"。若月经时间提早，伴有月经色红、身热脸红、口干口苦、心烦多梦、大便秘结、小便短黄，提示血中有热，热动血海，导致月经提前来潮。

这时可以选择凉性的食材进行调理，比如之前推荐过的地骨皮、生地黄、麦冬、天冬等，清热调经，帮助身体恢复平衡状态；此外，脾肾气虚也会引起月经提前来潮。如出现持续性或反复性的月经先期者，建议最好请专业医生给予辨别治疗。

情况二：月经推后7天以上，称为"月经后期"，若伴有头晕眼花、面色萎黄、腰酸膝软、性欲淡漠等，属于肾虚、血虚，可以选择补养的食材以补肾养血调经，如大枣、熟地黄、枸杞子、黄精、龙眼肉等。

若伴有小腹冷痛、喜温喜按、面色苍白、大便稀烂等，主要是血为寒凝所致。中医认为"寒主收引"，意思是寒气具有凝聚收敛的性质，寒气重的女性血液就会流得慢。我们可以选择温性的食材驱寒温经，例如生姜、艾叶、炮姜、人参等。

情况三：有些人的月经周期很乱，有时提前，有时又推后，同时伴有情绪抑郁、乳房胀痛、胸闷不适等表现。这到底是寒还是热呢？这种情况极有可能与情绪不舒、肝郁气滞有关。这时候，需要及时调整情绪，疏肝解郁就很重要了，我们要多用柴胡、玫瑰花这种排解肝郁、养肝活血的食材调理身体。

● 月经颜色：太暗有瘀堵，太浅则气血不足

一般来讲，正常的月经颜色通常是樱桃果酱般的暗红色。

情况一：月经颜色呈暗紫色，夹有血块，伴下腹胀痛或腰骶胀痛、口唇色暗，这是不正常的，提示可能是气血瘀堵，中医称之为"血瘀证"，需要理气活血、化瘀调经。我们可以选用益母草、三七这些食材，促使气血经络畅通。

情况二：如果月经颜色是淡红或浅红色，也是不正常的，若伴有头晕眼花、气促心跳、下腹隐隐作痛等情况，提示身体虚弱了，需要选用补益气血的食材来补养身体，如黄芪、人参、当归、大枣、阿胶等。

● 经期时间：3～7天，多了或少了都有问题

月经像潮水的涨落一样，有固定的时间。正常的月经时间是3～7天。如果月经在2天以内干净，我们称之为经期缩短；月经在8～15天干净，称为经期延长。如果时间在15天以上，淋漓不尽，就属于崩漏了。

要说明的是，因为个体有差异性，有些人月经3天就干净，有些人则7天才干净，都属于正常情况。如果出现经期缩短或经期延长的问题，需要仔细分析原因，解除病因。

当乳房胀痛、暴躁、拉肚子成为来月经的信号

大家知道吗，一位现代女性，一辈子大约要来450次月经。

每到快来月经的前几天，很多人都会有不舒服的感觉，有的人会脾气暴躁，有的人会乳房胀痛，有的人会拉肚子等。随着月经来潮，这些不舒服的感觉又会悄然消失。

女性不但要忍受周期性的痛苦，还要遭遇各种不理解。有人会说："女人每个月总有那么几天，忍忍就过去了。"

前几天，一位年轻女子来看病，她无奈地告诉我："来月经前几天，真的很痛苦。情绪失控，胸部胀痛，穿内衣就像受刑一样。更难受的是，我来看病，老公还不理解，说你们女人不都是这样，这不是正常现象吗？"

女性月经前的这些小毛病，忍一忍就过去了，不值得去医院看。

答案当然是"不"。

● 经前不适也是病

如今，医学上把这种月经前反复出现的一系列身体和精神症状，称为经前期综合征。研究发现，约有75%以上的女性会出现经前期综合征的症状，有20%～30%的女性正常的生活被影响；约有5%的女性情况严重，需要就医治疗，才能缓解。

经前期综合征的病因，一般与内分泌失调、精神情绪压力和维生素B_6、微量元素缺乏等因素有关。

调查发现，经前期综合征与是否生育和孕产次数没有直接关系。而且，在绝经过渡期，经前期综合征的症状还可能会变得更严重，能持续到月经期和月经后期。

- 经前期综合征的表现

①经前期综合征在生理方面的主要表现为乳房胀痛、头痛、腹泻、水肿、免疫力下降等，在精神方面则表现为易怒、抑郁、失眠、疲倦等。

②经前期综合征常见于30~40岁的女性，通常在经前7~10天开始，症状逐渐加重，月经前2~3天最厉害，来月经后症状会突然消失，少部分人一直到月经后的3~4天症状才完全消失。

③每位女性的症状表现和轻重差异很大。同一个人，每个月也有不一样的表现，可能上个月轻，这个月重，上个月脾气暴躁，这个月头痛，这也是有可能的。

- 经前期综合征的自测方法

有了经前不适，并不一定就是经前期综合征。要判断是否患上经前期综合征，要求不少于两个月经周期，至少在以下症状中有5个指定症状，才是经前期综合征：抑郁；无端发火；焦虑；易怒；乳房胀痛；头痛；小腹胀痛；四肢肿胀；人际关系紧张。

中医对经前期综合征的认识

中医妇科将经前期综合征的症状统称为"月经前后诸证"，认为这些症状的形成与经期女性气血盈虚变化及体质有密切关系。

女性在月经来潮前，全身阴血下聚于冲脉和任脉这两条经脉，血海充盈，经血下行，全身阴血就会相对不足，此时如果受到情绪、生活、环境等因素的影响，容易引起脏腑功能失调、气血失和，从而出现各种表现。

特别呵护篇 **135**

中医对月经前后诸证的治疗有很多成功的经验，经过辨证后，会根据每个人的具体表现，分别采取中药、针灸等方法进行调理。

1. 肝气郁结

对于月经前乳房胀痛、脾气暴躁、精神抑郁、小腹胀痛、经行不畅、经色暗红的女性，中医辨证为肝气郁结，常给予疏肝解郁、行气止痛、活血化瘀的中药调理。常用的中成药有丹栀逍遥丸、柴胡疏肝散、小柴胡汤等。日常生活中，则可以多喝玫瑰佛手茶来缓解。

玫瑰佛手茶

材料：玫瑰花5朵，佛手8克，无花果2个。

做法：将以上材料洗干净以后，一起放入养生壶中煮10分钟。

用法：代茶饮。

作用：疏肝理气，活血化瘀。

适用：月经前身体不舒服，伴有乳房胀痛、急躁易怒、血块偏多的女性朋友。

注意：血糖高、脾胃虚弱的人可去掉无花果，改用罗汉果10克。

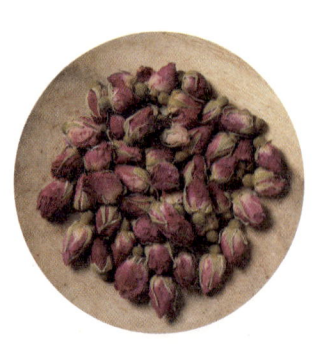 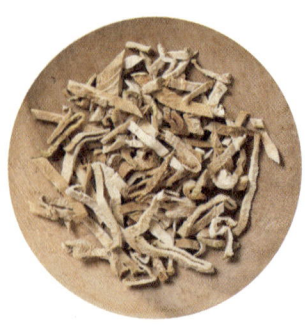 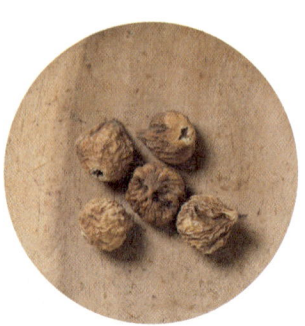

2. 肝肾阴虚

如果月经前乳房胀痛，兼夹腰膝酸软、口干、眼睛干涩的女性，中医辨证为肝肾阴虚，常给予滋养肝肾、疏肝止痛的中药调理。常用中成药有六味地黄丸、坤泰胶囊等。日常生活中，则可以多喝麦冬沙参煲瘦肉汤来缓解。

麦冬沙参煲瘦肉汤

材料：麦冬10克，沙参15克，陈皮5克，猪瘦肉250克。
做法：将以上药材洗干净，猪瘦肉洗净飞水，一起放入砂锅中煲1小时，调味后喝汤吃肉。
用法：每周2～3次，随餐食用。
适用：月经前身体不适，兼夹腰膝酸软、口干、眼睛干涩的女性。
注意：如果全家喝，沙参用30克，陈皮可以用15克。

月经期要好好疼爱自己

月经期是女性的特殊生理时期。在这段时间里，我们的身体和心理都格外敏感，情绪、压力、疲劳、身体上的不适，都被放大了。这些不适提醒我们，在月经期，别忘了好好照顾自己，疼爱自己。

- 首先要做的，就是平复心情，有情绪不畅就及时宣泄和疏导，找人倾诉。
- 要注意保暖，不要吹风受凉，以免感冒和头疼。
- 不要吃辛辣刺激的食物，不要熬夜，减少上火的概率。
- 日常饮食要清淡、营养均衡，可以喝一些三花茶、玫瑰花茶，疏泄肝气。
- 适当运动，可以保持气血畅通，增强体质。

另外，如果经前或者经期不适已经影响到生活，就要及时就医，好好配合药物治疗，才能摆脱疾病的困扰。

女人痛经，不是忍忍就能过去的事

"主任，月经前1天我就会下腹绞痛，月经颜色发黑，夹有血块。"

"我平时比较怕冷，来月经的时候腹痛，用热水袋敷敷就会好一点。"

"王主任，我痛经的时候肚子是冰冷的，有时候会痛到出冷汗。"

月经陪伴每位女性朋友走过青春期、育龄期，直至绝经，是女人近半生最亲密的伴侣。但对部分女性朋友来讲，这位亲密的伴侣却可能成为让人感到痛苦的魔鬼，让每个月的那几天痛苦不已——这就是痛经。

◉ 痛经的主要类型

痛经分为两种：

1. 原发性痛经

原发性痛经指生殖器官无器质性病变的痛经。由于生活上不注意，下腹受寒，会引起宫寒痛经。宫寒痛经的特点是下腹部冰冷，温敷后疼痛改善。还有一种气滞血瘀引起的痛经，常见表现为经前或月经来潮时下腹胀痛，胀甚于痛，经前容易发脾气，有乳房胀痛感。

另外，有种情况则是天生的，可能与子宫过度前屈或后屈有关，子宫过度弯曲会引起月经不通畅，从而引起痛经。

2. 继发性痛经

继发性痛经就是由妇科疾病引起的痛经，比如子宫内膜异位症、子宫腺肌病等，都会引起月经来潮时出现周期性腹痛。

这里，我们就来聊聊最常见的寒凝血瘀型痛经以及对应的调理方法。

● 寒凝血瘀型痛经的形成

寒凝血瘀型痛经主要是由于经前淋雨、蹚水，或受寒气侵袭、喝冷饮，致使寒气凝结体内，气血运行不畅，经血瘀阻下腹，不通则痛。

尤其在春、夏、秋季喜食冰镇饮料、冰激凌，爱吹空调，穿衣过少、穿露脐装的女性，如果吃了螃蟹，疼痛感会加剧。到了冬天，天气变得寒冷潮湿，这种类型的痛经会更加严重。

这类女性在月经来潮前或经期时小肚子冷痛，热敷腹痛减轻，月经来了之后出血不畅、夹有血块、经色黑紫，平时怕冷，手足欠温，小便清长，舌暗或有瘀点、瘀斑等。

● 寒凝血瘀型痛经该怎么调理？

高良姜香附煲鸡

材料：高良姜10克，香附5克，鸡肉250克，葱白5根，姜3片。

做法：各物分别洗净，药材稍浸泡；葱白切段，拍裂；鸡肉剁块。上述材料与姜一起放入瓦煲内，加入清水6碗，大火煮沸后改小火煲2小时，调味便可服食。

用法：随午餐、晚餐食用。

作用：高良姜有较强的温中散寒作用，同疏肝理气、调经止痛的香附煲鸡共同发挥活血调经止痛的作用。

吴茱萸敷脐

材料：吴茱萸500克，粗盐250克，布袋1个。
做法：将吴茱萸和粗盐一并放入干燥的铁锅内，慢火炒至粗盐微黄，装入布袋中，扎紧袋口。
用法：用布袋在腹部旋转热敷，顺时针和逆时针各50次，经前3天开始热敷，每天1次，每次20分钟。
作用：用吴茱萸热敷腹部，可达到疏通经络、驱寒止痛、治疗痛经的目的。但要注意掌握温度，不要烫伤皮肤。

预防痛经小贴士

a. 生活中注意保暖，经前不宜游泳、淋雨、漂流，不宜用冷水洗澡、洗头。经前不吃生冷寒凉食物，不喝冷水，不吃冰冻的食品。

b. 少量饮酒。在月经来潮前3～5天喝少量黄酒，能通经活络、扩张血管，使平滑肌松弛，对痛经的预防和治疗有一定作用。对寒凝血瘀型痛经，可以起到散寒祛湿、活血通经的作用。

c. 常食具有温经散寒的食物，如姜、茴香、肉桂、牛肉、羊肉等，对寒凝血瘀型痛经的女性朋友有很好的保健作用。

扫描二维码，
查看更多痛经调理方

全经期调理，让你安稳度过"姨妈"期

有位女性朋友问我："经期第几天可以开始做有氧运动？比如跳健身操、跑步等。"于是，我就给她仔细讲解了来月经时我们身体的变化。

◉ 月经的整个过程

中医理论认为，女性的胞宫，也就是说整个生殖内分泌系统，包括盆腔里的子宫，就像一个水缸，来月经前，缸里面的水慢慢储存，越来越多，由满而溢，就是来月经了。

来月经的时候，水缸里的水是满溢出来的，我们女性的整个盆腔也处于一个充血的状态。有些姐妹可能月经来得比较多，有些来得比较少。

这时候的身体是比较脆弱的，免疫力也比较低。所以，我们要在饮食和生活上特别小心，保持私处清洁，勤换卫生巾，也要注意不要受寒，而且不适合做太剧烈的运动。和缓的运动是可以做的，比如快走、散步、缓和的体操是没有问题的，但如果是做比较剧烈的运动，最好是等来完了月经以后，干净了一两天，才可以做。

当缸里的水持续流出直至缸里没有水，或者只有很少的水，就要重新储存水。这个时候，我们的胞宫也处于一个比较空虚的状态，身体需要提供阴血，慢慢把这个缸里的水给养起来，让水重新充满水缸，直到溢出来，也就是下一次月经的来临。

我把这个过程告诉大家，就是让大家了解整个月经的生理过程，知道该怎么去调养自己，生活上该如何注意，饮食上该吃什么、不该吃什么，做什么样的运动会更好，更有利于健康地生活。

来月经前如何调养身体？

月经前一周左右，胞宫血海涌动，此时并不适合进补，而需要畅通经脉，为顺利排出经血做准备，可以适当吃一些益母草煲鸡蛋，其具有活血祛瘀、调经的作用，有利于经血排出。

如果身体不舒服，来月经前乳房胀痛、急躁易怒、血块偏多，可以适当饮用玫瑰佛手茶（见本章第二节内容）。

避免吃冰冷的食物或饮品，以免寒气内侵，收涩气血，引起痛经。

同时，保持心情愉快，尽量避免受刺激或者情绪波动，以免影响生殖内分泌。提醒大家，这时候一定要注意个人卫生哦。

益母草煲鸡蛋

材料：益母草15克，鸡蛋1个，盐适量。
做法：鸡蛋洗干净，和洗净的益母草一起放到锅里，加适量盐，加水3碗，大火煲到鸡蛋熟时取出来剥壳，再放回锅里煮30分钟，吃蛋喝汤。
用法：经前3～5天开始服用，每天1次。
作用：益母草煲鸡蛋可活血化瘀、调经止痛，适合身体偏于热性、容易上火、月经血块较多的女性。

● 来完月经该怎么调理？

来完月经，子宫的血脉相对空虚，阴血相对不足，这个时期就要适当进补。

特别是需要改善体质的、备孕的女性朋友，如果抓紧这个时间进行调理，就可以收到事半功倍的效果。大枣、阿胶、龙眼肉、枸杞子等都是滋养阴精的理想药膳。

推荐一款适合月经后饮用的茶方：大枣枸杞菊花蜜。

大枣枸杞菊花蜜

材料：大枣10个，枸杞子20粒，菊花3朵。

做法：大枣洗净去核，枸杞子洗净，均放入锅中，加水4碗，煎煮20分钟后，放入菊花，再煮开10分钟即可，去渣取汁，频频饮用。

用法：月经干净后开始服用，连续服用7～10天。

作用：大枣和枸杞子都有很好的滋补气血的作用，加入菊花则可以防止温燥太过。

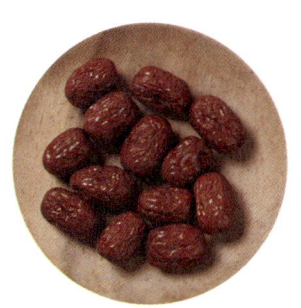 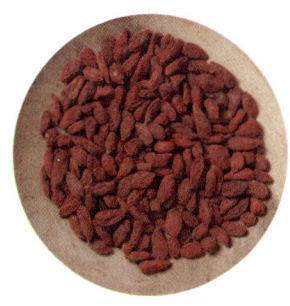 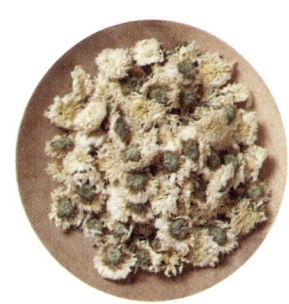

经血老是堵着下不来，是怎么回事？

有朋友问，来月经的时候痛经，老觉得经血排出不畅，小肚子堵得难受。来月经的前两天卫生巾上没什么经血，要到卫生间坐马桶才会有经血排出，但去医院做妇科B超，又没有发现问题，这是什么情况呢？

这种情况提示身体内的经络有淤堵，气血不通畅，一旦瘀血被排出，就像河水淤泥被掘开一样，经血通畅，小肚子和腰部的痛感就顿时消失了。

● 产生瘀堵的原因

如果经行不畅，伴有乳腺增生和经前乳房胀痛，提示的仍然是"堵"，就有可能是气滞于胸口，从而特别胀痛，时间久了就产生了气机郁滞。

另外，月经来潮量少而不畅，同时伴有腹部冰冷不舒服，身体困倦，头感沉重，手脚发凉，大便拉不干净，老粘马桶，就说明脾胃寒湿重。寒和湿困住脾胃，就容易导致淤堵，无法温煦人的四肢，也容易外感风寒，并让气血瘀滞，运行不畅。所以，调养的根本应该且祛寒行滞，同时养护脾胃。

还有一种情况，就是月经来潮时颜色发暗，量少不畅，伴小肚子刺痛，面色暗滞，口唇发暗，舌质暗，或有瘀斑。说明瘀血内阻，经水不能畅达。调养的方法以服用活血化瘀、行气调经的食材为主。

调养瘀堵的方法

中药泡脚

材料：川红花15克，川椒10克。

做法：将川红花和川椒放入锅中煮水泡脚，每天约20分钟。

作用：川红花能活血化瘀，川椒善于温行、散寒、止痛，两味合用，能加强通调经络的作用，经络通了，不仅仅使我们皮肤变得光洁、明亮，还有助于调节经络气血，对恢复生殖内分泌功能有一定的帮助。

注意：孕妇及过敏体质者禁用。

桃胶三七炖鸡

材料：桃胶10克，三七片5克，土鸡250克，盐适量。

做法：将鸡肉焯水，放入炖锅中，再放入发好洗净的桃胶和三七，一起炖40分钟，加入盐调味，喝汤吃鸡。

用法：桃胶三七炖鸡可以一家人食用。有的人经常喝这个汤，等到脸上的斑淡化以后，就不用再喝了。

作用：活血化瘀，养颜祛斑。桃胶具有滋养容颜的功效，三七可以祛除血瘀。

注意：如果家中有孕妇或哺乳期妇女，不适合服用这款汤。

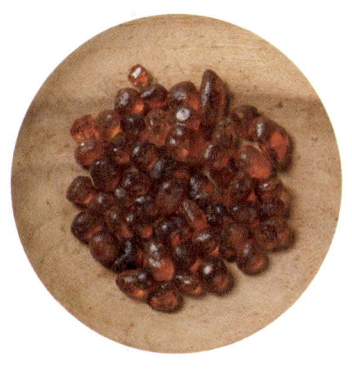
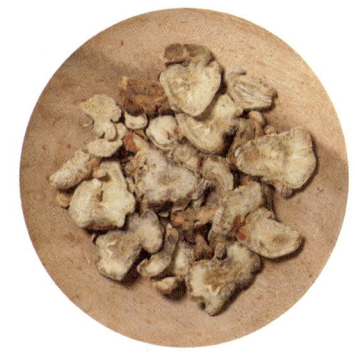

藏红花茶

材料：藏红花5～7条。

做法：将藏红花放入保温杯后加入沸水，闷泡。

用法：冲泡一整天，代茶饮。

作用：可以活血散瘀，对于脸上长了斑点、瘀痕，有黑眼圈的人也比较适合。

注意：孕妇和哺乳期妇女忌服。

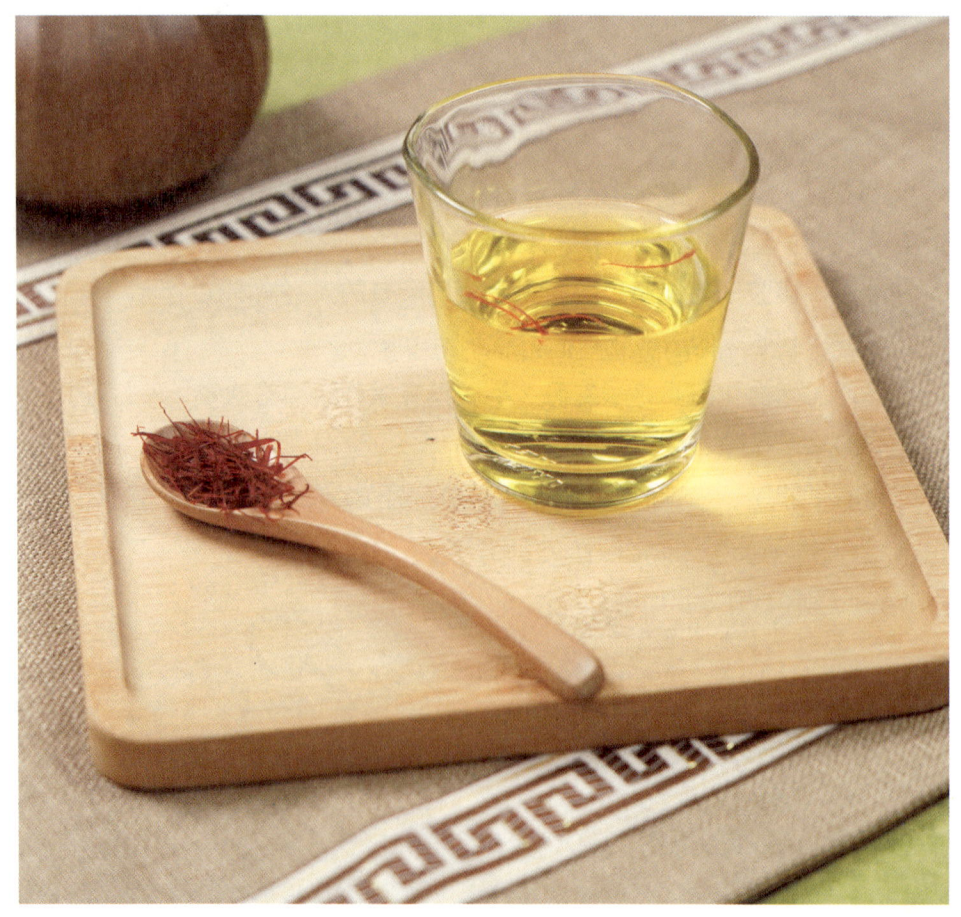

月经量越来越少，是不是卵巢早衰了？

做女性调养科普以来，月经问题被问了无数次，很多女性朋友都非常关心一个问题：为什么自己的月经量越来越少了？

其实这个问题是比较宽泛的，一般情况下，女性年龄超过35岁，卵泡储备数量就会减少，卵子质量也会下降。

随着年龄的增大，卵巢分泌的雌激素水平也会随之降低，也就导致月经量减少，或出现月经来得越来越勤、月经量却越来越少，这些是因为随着女性年龄的增长而伴随出现卵巢功能生理性下降或衰退，而发生的月经改变。

除了以上生理性的改变，还有一部分人确实会存在病理性的变化，比如以下几种情况：

- 因为人工流产、子宫内膜结核造成子宫内膜受损，导致月经量变少。
- 精神、情绪压力的变化，导致生殖内分泌功能失调，如多囊卵巢综合征、卵巢功能减退、甲状腺功能亢进、甲状腺功能减退等，引发月经量变化。
- 由于减肥或长期吃素食，造成营养不良，也会让月经量变少。
- 其他疾病，如肝病、肾病、贫血等，也会导致月经量变少。

所以，月经量变少，有很多种原因，除了有生理性的原因，也存在疾病造成的原因，主要分为以下几种类型。不要月经量一变少，就怀疑自己是卵巢早衰，要具体情况具体分析，根据自己的情况选择最适合的调养方法。

◉ 肾虚的人

第一种类型，月经量减少的女性中，有很多属于肾虚体质，包括肾阴虚或肾阳虚。

肾虚的主要表现是什么呢？我们之前讲过，首先就是月经量少了，颜色暗红，同时伴有腰酸、膝盖发软、健忘，还有些人性功能下降，夜尿频多，这些就是肾虚的表现。

肾虚吃什么比较好？有两个食疗方推荐给大家。
- 准备30克杜仲和250克的猪脊骨，将猪脊骨汆水后，跟杜仲一起煲1小时，喝汤吃肉。
- 用黑枸杞子和红枸杞子各5克，泡茶喝，既补肾又明目，是不错的选择。

◉ 气血虚的人

第二种类型就是有虚证的人，比如说血虚，也会引起月经量减少。女性朋友血虚了，具体表现是月经量少，颜色较淡，看上去是淡红色的；同时伴有头晕眼花，精神疲倦，健忘，脸色萎黄；经常心跳气喘，口唇颜色淡淡的，没有血色，舌头颜色也是淡淡的。

血虚用什么食材补最好呢？当然是黄芪当归羊肉汤，这个食疗方我曾经多次推荐过。另外，我们也可以多吃大枣，每天都吃，对补血很好的。还有，血虚的朋友可以多吃龙眼肉，可将龙眼肉装在一个小瓶子里，每天吃上10粒左右，慢慢含，细细嚼，只要坚持，也是一个很好的补血办法。

◉ 血瘀的人

第三种类型就是血瘀体质的人，表现就是月经量也很少，不一样的是，经血颜色很暗，或伴有血块。这些朋友的脸色发暗，没有光泽，口唇颜色比较暗，舌头颜色也发暗，或者有大大小小的瘀斑。益母草煲鸡蛋就很适合这种体质的朋友（见上节内容）。

还有一个办法是用三七粉冲水喝，三七粉3克，用水冲开以后，变成稀糊状或水状，就可以喝了，每天1次。但是三七不可以长期服用，也不能大量服用，服用到血瘀的情况得以改善就要停服了。

另外，三七叶也是活血化瘀和养颜的好食材，可以拿来炒、煮汤，或者和猪肝一起煮，也是一道很好的养生汤。

黄芪当归羊肉汤

材料：黄芪30克，当归15克，龙眼肉10～15颗，瘦羊肉700克，生姜5片，精盐适量。

做法：羊肉洗净切块，用开水烫一遍，除去血沫；所有材料放入锅中，加清水6碗，煮沸后改用小火煲1.5小时左右，加入盐，搅拌均匀，再用小火煮15分钟左右即可。

用法：随餐服用，每周2～3次。

注意：①羊肉的气味比较膻，在煲汤时加入10颗左右龙眼肉，或者3～4节破开的甘蔗一起煮，即可除掉膻味。
②容易长痤疮、口腔溃疡者不宜食用。

扫描二维码，
查看更多卵巢早衰调理方

第八章 保养卵巢：保持年轻态，内调比外养更重要

衰老已经悄悄找到了你

之前,一位年轻的女性朋友告诉我:"王主任,这段时间换季,我突然发现,我对天气变敏感了。过去觉得广州四季很不明显,现在降了几度,吹吹风就要感冒,皮肤也干燥得要命。"

"我也开始容易疲劳了,以前下了班,可以跟姐妹逛街到10点,现在下班后只想回家躺着。"

"现在失眠的频率更高了,上了床躺着,却好久才能睡着。"

"记忆力变差,经常丢三落四的,工作效率也没有以前高。"

她有点惶恐地问我,"王主任,我是不是开始变老了?"

◉ 初老的信号有哪些?

岁月匆匆,在我们的脸上留下各种初老的痕迹。两千多年前的《黄帝内经》中就指出,女子"五七,阳明脉衰,面始焦",意思是女性到了"五七"即35岁的时候,身体状况会发生明显的变化,各项身体机能开始慢慢衰退。

这些变化,与女性身体中一个小小的器官有密切的关系。这就是能产生卵子,分泌女性性激素,滋养容颜、维持年轻态的重要器官——卵巢。

随着年龄的增加,卵巢和我们身体的其他器官一样,开始走下坡路,生殖内分泌受到影响,我们的身体就会发出初老的信号,所以,好好养护自己的卵巢就显得非常重要了。

1. 月经失调

月经失调是卵巢功能下降最早的苗头，也是最直观的表现。卵巢分泌的生殖激素发生周期性变化，因而形成月经。如果卵巢"力不从心"，便会出现月经量减少、月经周期不规律、月经稀发、月经提前或者推后等情况。

2. 性欲下降

有部分女性20多岁却对性生活完全没有兴趣，同房的时候出现阴道干涩的情况。如果有上面这些情况，就要警惕了。这提示卵巢功能下降，雌孕激素失调而导致性欲功能下降。

3. 外貌的变化

卵巢分泌的性激素可以减缓胶原蛋白老化，清除氧自由基，维持容貌的年轻态。如果卵巢功能下降，分泌性激素的功能紊乱，就会导致皮肤松弛，失去弹性，皱纹丛生，脸颊长出黄斑，眼睛也渐渐不再明亮了，这些现象都提示你正在逐渐变老。

4. 身体恢复的时间变长了

卵巢功能减退以后，除了外表的变化，身体里面还有很多变化，就如前文提到的那位女性朋友，记忆力变差，失眠随之而来；加班后精力体力不济，容易生病，而且需要越来越多的时间恢复。这就是卵巢功能下降以后，身体出现的继发状况。

5. 代谢变慢

随着卵巢功能的减退，新陈代谢也会变慢，控制体重越来越难了。身体也会随之出现较多的健康问题，如甲状腺、血糖、血脂、血压等问题。

6. 情绪不稳定

卵巢功能下降以后，雌孕激素分泌量减少，会导致神经-生殖内分泌系统的调节功能紊乱，情绪也会发生明显变化，人会变得容易发脾气，心烦气躁或情绪低落消沉，焦虑不安，或者做什么事都提不起劲儿。有的人还会伴随出汗多、胸闷、心慌等情况。

● 卵巢加速衰老的帮凶

研究发现，卵巢功能下降的原因，除了先天遗传因素，还主要与社会、环境、饮食、生活方式、情绪等方面有关。

1. 生活压力较大

长期精神压抑，不懂得适当释放和调节，会影响卵巢正常的内分泌功能。

2. 长期饮食不当

比如爱吃生冷、辛辣、温燥的食物，会导致身体阴阳失调；过度节食减肥，会让身体气血不足；或者服用与自己体质不符合的补品和药品，特别是激素类产品，有可能会干扰卵巢功能的正常状态。

3. 不良的生活方式

长期熬夜、久坐不动、内衣裤过紧、腰腹部位不注意保暖等不良习惯，也会损伤卵巢功能，干扰生殖内分泌系统的调节功能。

4. 不注意妇科方面的保养

比如急功近利地做试管婴儿，多次取卵后不注意调养，或多次流产，或患上妇科炎症不积极治疗，这些都会对卵巢功能造成破坏。

● 衰老不可逆，却可以延缓

衰老是人生的一部分，是不可逆的，也是避免不了的。面对衰老，我们可以放松心态，加强科学养生，养成好的生活习惯，避开上述伤害卵巢的因素，来延缓卵巢功能的减退，推迟衰老的到来。

《黄帝内经》中指出：不管男子或女子，其生长、发育、成熟、衰老都与肾气有关。而卵巢由肾之精气主管，护肾就是护卵巢。之前讲女人"五七，阳明脉衰"，则是说女人的衰老不仅与肾气有关，还与气血状况分不开。我们要预防卵巢衰老，首先要补肾气，然后就是要调养气血。

要做到这两点，我们可以根据季节、天气变化顺时养生，多吃能调理自己体质的食物，多吃能补肾强身的食物，如枸杞子、核桃、桑椹、秋葵、黑芝麻等，也对延缓卵巢功能下降有一定的帮助。

除了保持情绪稳定、调节饮食、适当运动、作息规律等基本的健康生活方式外，我们还可以经常按摩下面3个穴位，每天2次，每个穴位顺时针和逆时针旋转按摩各30下，可以延缓卵巢的衰老，大家不妨试试。

肾俞

这个穴位能补肾强腰、增强督脉功能，对因卵巢功能减退引起的月经不调、不孕症有辅助治疗的作用。

取穴：由肚脐中作线环绕身体一周，该线与后正中线之交点，以此为中心，左右旁开1.5寸（2横指宽）的地方，就是肾俞。

三阴交

此穴是足部三条阴经气血交会的地方，被称为"女人的不老穴"。

取穴：三阴交在脚内踝上3寸（4横指宽）处。

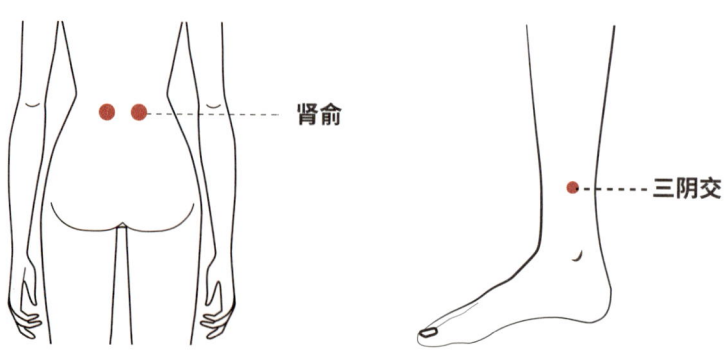

足三里

此穴能健脾养胃、补益气血，是女性养生常用的穴位。

取穴：足三里在膝盖下，在小腿前外侧，首先找到外膝眼凹陷的地方，再往下3寸（4横指宽），距胫骨前缘一横指（中指）处。

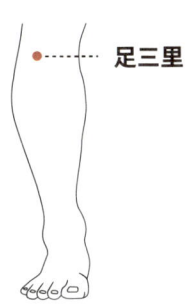

◉ 什么情况下需要到医院治疗？

如果女性出现月经失调，月经周期提前7天以上来潮，或者稀发，月经量变少，甚至闭经，或者月经时间延长，超过7天还未干净，甚至超过2周淋漓不尽，或者性欲淡薄、下降等情况，千万别大意，要及时到医院找医生检查和治疗，排除卵巢功能下降或衰退的可能。

卵巢功能下降的早中期，经过中医辨证治疗，是有机会恢复的。

但是如果没有及时治疗，卵巢功能可能会加速下降，甚至进入未老先衰的阶段，身体不健康的状况会加重，治疗起来难度也会增加。

女性未老先衰的三个阶段，你属于哪个阶段？

之前，我们讲过卵巢功能下降的6个信号，介绍了女性身体衰老的外在表现。了解了这些信号，能发现卵巢功能下降的苗头，提醒我们关注卵巢，及时调养，延缓衰老的进程。

有朋友就跟我说，每个人差别很大，有些人很敏感，早早就察觉了自己身体的变化，而有些人却要迟钝一些，拖很久才能发现自己的变化，那该怎么办呢？

其实，除了月经、身体衰老的外在表现，我们还有一些医学检测手段，能量化卵巢的状态，准确判断出卵巢的"年龄"。下面讲的三个指标，可以让你了解自己的卵巢处于什么状态：

1．卵泡刺激素（FSH），卵巢功能的指挥官

FSH是人体的一种激素，由脑垂体分泌，主要作用是促进卵泡发育和雌激素的分泌，对女性的性生殖功能起决定作用。所以，它是衡量卵巢健康的一个重要指标。正常女性基础的FSH值＜10国际单位/升。所谓基础的要求就是要在月经来潮的第2～4天（即卵泡早期）抽血检查，相隔至少4周再抽血检查1次，对2次的检查结果综合比较，结果会比较准确。

2．抗米勒管激素（AMH），卵巢库存的指标

AMH是一种表达卵巢储备卵泡的激素标志物。卵巢内的窦前卵泡和窦卵泡数量越多，AMH的浓度便越高。了解了AMH值，就能确切得知卵巢内卵子的库存量，大致推算女性的绝经期限，并能对女性的生育能力进行

评估。正常女性AMH值一般在2～6.8纳克/毫升。但由于各医院AMH值的参考范围不一样，而且检测值具有一定的波动变化，建议大家取得检测结果后最好咨询专科医生，综合分析，以求获取真实信息，客观地评价自己的卵巢功能。

3. 窦卵泡计数（AFC），衡量女性现有生育能力

我们知道，窦卵泡是卵子发育的基础卵泡。来月经时，AFC显示了本次月经周期有机会发育成熟的卵子数量，反映了现阶段卵巢功能的状态。正常女性AFC是超过7个的。应在月经来潮的第2～4天，做阴道B超检查。

◉ 卵巢功能下降的三个阶段

卵巢功能下降是一个渐进发展的过程，在每位女性朋友身上，表现也有很大的区别。有的人长达数年，而有些女性则可能在短短数月间身体就会发生明显变化，上面提到的三个指标也随之改变。

从事妇科工作的时间长了，我见过许多女性朋友因为各种原因，卵巢功能从下降发展到衰竭。

若兰是我的一位患者，今年35岁，说话慢声细语，是个温柔可亲的女子。5年前，她就因月经周期提前、月经量变少来就诊。若兰告诉我，她在互联网公司工作，公司加班氛围很浓，工作强度也很大。她几乎每天都要加班，回到家已经晚上10点多了，再收拾一下家务和自己，常常深夜12点多才能入睡。

若兰原以为，只是工作太累，才会月经失调，开些调经的药吃吃就好。谁知道，已经40多天没来月经了，而且还出现明显脱发，她很担心，就找我咨询。

我看了她的情况，对她做的相关检查进行分析，包括抽血检查的性激素六项、AMH和阴道B超检查，并交代她相隔4周再复查。两次检查结果出来，发现她的卵巢年龄比她的实际年龄要老。

她的FSH值是18国际单位/升，AMH值是1.3纳克/毫升，左右卵巢的AFC加起来5个。这些数值提示30岁当龄的若兰，生殖年龄已经下降，相当于40岁出头的样子。若兰处于生殖内分泌减退的第一个阶段：卵巢储备功能减退（DOR）。

这一阶段，部分女性朋友表面上甚至没有太多感觉，有些人只是月经量少了，或者月经周期不准了。卵巢内AFC减少，或质量下降；FSH值在10～24国际单位/升，AMH值在1～2纳克/毫升，两侧卵巢的AFC加起来5～7个。

若兰的卵巢储备功能正在减退，幸好处于早期阶段，如果能及时调理，会有很大机会修复。在我的建议下，她开始接受治疗，并取得了不错的效果。用中药调理了一段时间后，她的月经恢复正常，气色也好了很多，头发也浓密起来。但后来，大概是工作太忙了，她渐渐中断了治疗。

前不久，若兰又来找我，说自己正在做试管婴儿，想请我帮她调理身体。她既焦虑，又痛苦，对我说："王主任，请你一定要帮帮我。我才35岁啊，我还想生宝宝，想做妈妈！"

此时的她，经过了数次取卵，两侧卵巢的AFC加起来只有2～3个，出现月经稀发、月经量少、容颜未老先衰的现象。

再经检查，她的FSH和AMH数值非常不乐观，她的FSH值是28国际单位/升，AMH值是0.9纳克/毫升，提示若兰的卵巢功能下降已经进入到第二个阶段：早发性卵巢功能不全（POI）。

到了这个时期，如果再不抓紧时间调理，怀孕就很难了；月经稀发，月经量少，容貌和身体也会或多或少出现未老先衰的变化，有些人甚至会有与实际年龄大不相符的苍老容貌。

我劝若兰暂时不要再取卵了，抓紧时间接受中医药治疗，尽快改善卵巢功能，如果还要执着于继续取卵做试管婴儿，卵巢功能很快就会进一步衰竭，进入第三个阶段：卵巢早衰（POF）。

这时候，女性的原始卵泡池处于耗竭状态，FSH值＞40国际单位/升，AMH值＜0.2纳克/毫升，雌激素水平更低，月经会停闭，还会出现潮热汗出、失眠多梦、暴躁易怒等围绝经期表现。一旦到了第三个阶段，治疗难度就会增加。

目前，若兰已暂停取卵，正在用中药调理身体，身体状况也已经有了明显的改善。

◉ 早发现，早调理

有人说，评估卵巢功能，先看年龄，40岁以后再保养卵巢也不迟，这种观点是错误的。

我想提醒大家的是，近年来，出现早发性卵巢功能下降的女性越来越多，而且有更年轻化的趋势，所以，重视卵巢的保养功课要从年轻开始。早发现、早调理，就能及时挽救我们女人的卵巢生命，也就能延缓女性衰老。

大家首先要关注月经情况。月经的变化是衡量卵巢功能最直接、最直观的指标。卵巢功能下降最先出现的微小变化，就是月经周期会缩短，或会延长。如果还没到40岁，既往月经规律，但慢慢出现月经周期变短了，来得勤了，或者月经周期延后，或者月经周期变得不规律了，长短不定，则提示卵巢储备功能有可能下降了。

这时最好去医院，请专科医生帮助检查，综合评估卵巢功能状况，及早发现问题，尽早调理比较好。

● **保养卵巢的食疗方**

归芪羊肉汤

材料： 羊肉250克，当归10克，黄芪15克，大枣5粒，生姜3片，盐适量。

做法： 将羊肉洗干净以后切成块，当归、黄芪洗净，用纱布包好，与大枣、生姜一起放入炖盅内，加清水4碗炖2个小时至肉烂，根据口味稍加盐调味，然后弃去药包，喝汤吃肉。

用法： 随餐服用，连续服用3天。

作用： 当归有补血活血、调经的作用，黄芪补气，可帮助当归生血，羊肉能够补虚劳、益气血。这款汤对于延缓衰老是非常好的，但注意容易上火或者阴虚火旺的人群不宜食用。

注意： 羊肉气味比较膻，大家可以在煲汤的时候，加10颗龙眼肉，或4节破开的竹蔗，可以除掉膻味，让汤的味道清醇可口。

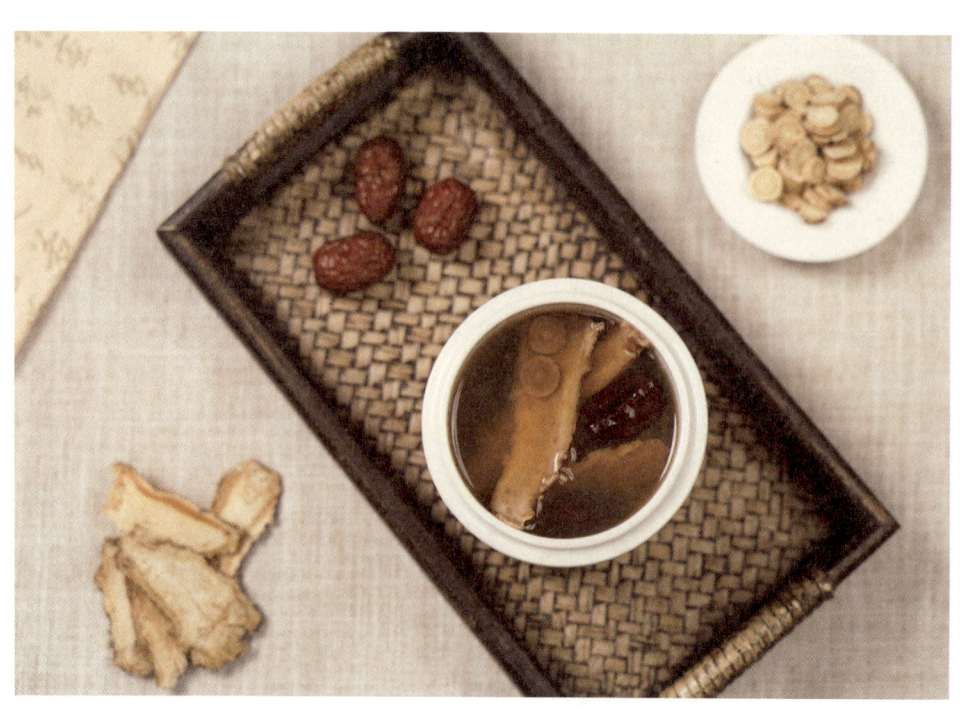

这些检查，能帮助确诊更年期

《黄帝内经》中说"（女子）七七任脉虚"，可大家知道吗，古代女性的平均寿命是很短的，根据敦煌出土的敦煌户籍文书记载，当时的人们平均寿命在27～35岁，很大一部分女性没有经历更年期就逝去了。随着生活水平提高，医学的发展，人类平均寿命大幅度延长，更年期也成为每个女性必经的生命阶段。

◉ 什么是更年期？

更年期是指女性生殖衰老的过渡时期，从女性性腺功能开始衰退，一般始于40岁，历时10～20年，直到完全丧失，主要标准是月经周期长度改变。

更年期的时间跨度到底有多长？更年期是绝经过渡期和绝经后期的总和。绝经过渡期的主要标准是月经周期长度改变（即月经紊乱）。绝经后期是指绝经一年及以上。

◉ 什么是更年期综合征？

女性生殖衰老阶段，性腺器官逐渐衰竭，性激素分泌量减少，身体多系统功能失调，出现潮热、盗汗、心悸、健忘、关节痛、头痛头晕、抑郁、烦躁、尿道感染等不适。经研究，女性的更年期会出现100多种症状，统称更年期综合征（又称绝经综合征）。

◉ 如何自我诊断更年期综合征？

其实更年期综合征并不可怕，还是很好辨认的，女性朋友们可以根据以下几点进行自我诊断：

第一是年龄和病史。年龄是确诊更年期综合征的主要依据之一。比如在40岁以上，月经紊乱或者有绝经史，或者有手术切除双侧卵巢及其他因素损伤双侧卵巢功能等病史。

第二是有典型症状。比如潮热汗出、潮热严重的人汗如流水，甚至衣被都湿到了需要换的程度；还有月经失调、失眠多梦、五心烦热、性欲下降等表现，也是更年期综合征的典型症状。

第三是感觉自己情绪不好，烦躁易怒，有情绪抑郁、心慌心跳、腰酸膝软、心悸、耳鸣、脱发等情况。

如果你有以上症状，就符合更年期综合征的初步诊断了。

◉ 做哪些检查能确诊？

我建议如果发现自己或家人年龄超过40岁，并出现以上表现的，最好到医院做一些深入检查，帮助确诊是否患上更年期综合征。

第一个是妇科检查，绝经后期可见外阴及阴道萎缩，阴道分泌物减少，宫颈、子宫亦有萎缩。

第二个是可以做生殖内分泌激素检查，大多数更年期患者血液中促卵泡生成激素（FSH）、黄体生成素（LH）升高，雌二醇水平也会出现周期性变化消失。

有没有必要推迟绝经年龄？

大家知道什么叫作绝经吗？这是一个回顾性概念，指的是有子宫的妇女，一生之中最后一次自然月经结束12个月后，才能确认是否绝经。目前，是没有明确的指标来预测最后一次月经的具体时间的。

很多女性都有一个误区，就是觉得绝经时间越晚越好，人不容易衰老。其实不是的，如果年龄超过了55岁，还迟迟不绝经，身体长时间暴露在雌激素状态中，容易产生乳腺癌、子宫内膜癌、卵巢癌，以及有宫颈部位病变的风险。

46～55岁正常绝经的女性朋友是不需要特别调理的，千万不要自己盲目用药，过于滋补。有很多潮热、口干、盗汗的女性，是不能多用燥热的滋补品的，比如红参、鹿茸、海马、黄芪、当归、枸杞子、十全大补丸等。

而有子宫肌瘤、卵巢肿瘤、乳腺肿瘤的女性，则不要过多服食燕窝、雪蛤、蜂王浆等滋补品，过多服用这些含有激素类成分的滋补品，有可能会加速肿瘤恶化。

其实，保持健康的生活方式、良好的心态，对顺利度过更年期、延缓衰老、保持健康更为重要。

如何平稳度过更年期？

更年期是指女性从有生殖能力到无生殖能力的过渡时期。女性超过12个月不来月经，就是绝经，会进入无生殖能力的阶段。而绝经之前呢，会有一个过渡阶段，又称围绝经期。一般在40～45岁，我们女性就会出现月经周期逐渐不规律的现象，即月经紊乱，包括月经稀发、月经周期提前或推后、月经量少、月经量多，有的女性甚至出现月经淋漓半月不尽等。

更年期通常从40岁开始，历时10～20年，是每个女性都要经历的阶段。这个阶段的女性，生理、心理都会发生巨大的变化，有些人甚至会遭受很大的痛苦。

很多人把更年期跟脾气暴躁画等号，其实不是这样的。女性进入更年期以后会出现很多不适，据统计有100多种表现，最典型的有潮热汗出、骨质疏松、月经不调、失眠多梦、情绪不畅等，统称为更年期综合征。

如果年龄超过40岁，再伴有上述典型表现，就符合更年期综合征初步诊断了。我建议大家最好到医院做一些深入检查，帮助确诊是否患上更年期综合征。

更年期综合征可轻可重，症状重的可以用中药调理治疗，症状轻的则可以用药膳来食疗调理。不过，跟中医开药治病一样，食疗也是需要分体质辨证服用的，切不可胡乱一把抓，弄错了体质和相应的药膳，效果可能适得其反。更年期综合征主要常见于以下几种体质：

● 阴虚体质

阴虚体质是更年期综合征的主要体质之一。阴虚体质的人体形多偏瘦，经常感到手心、脚心、脸上发热，面颊潮红或偏红，怕热，常感到眼睛干涩，口干咽燥，总想喝水，皮肤干燥，性情急躁，舌质偏红，苔少。

注意饮食宜滋阴，多吃猪瘦肉、鸭肉、绿豆、冬瓜等甘凉滋润之品，少食羊肉、韭菜、辣椒、葵花籽等性温燥烈之品。

如果出现了阴虚上火，有烦躁易怒、口干口苦、小便偏黄、大便干结等情况，千万不要认为自己上火了就应该吃很多苦寒的食物，比如街头凉茶店的凉茶。喝了凉茶，非但不能缓解不适，还会伤了脾胃。

建议食用滋阴之物，比如用麦冬、沙参、玉竹来煲水，或者炖瘦肉，滋阴润燥的同时，又能护卫脾胃。

在药膳方面推荐大家食用沙参淮山鲫鱼汤。

沙参淮山鲫鱼汤

材料：鲫鱼1条，淮山15克，沙参15克，生姜3片，盐适量。
做法：鲫鱼洗净，去除内脏备用；烧热油锅，放入生姜片爆香，放入鲫鱼煎至微黄，加清水5碗，放入淮山、沙参，大火煮开后改成小火煮40分钟，用盐调味后即可食用。
用法：随餐服用，连续服用3天。
作用：滋阴清热，健脾安神。
适用：有阴虚表现，如眼睛干涩、口干咽燥、皮肤干痒、轻度潮热盗汗的女性。

◉ 气郁体质

气郁体质也是更年期综合征女性朋友的另一主要体质。

气郁体质的人,常见神情抑郁、忧虑脆弱或烦躁易怒、紧张焦虑,或闷闷不乐、情绪低沉、多愁善感、感情脆弱,并感到乳房胀痛或两肋部闷胀不适、无缘无故地叹气、咽喉部经常有堵塞感或异物感。气郁体质的女性易患乳腺肿瘤、睡眠障碍、抑郁症等。

这种类型的女性就要针有对性地多用镇静安神的食物,建议用二花莲茶调养,或者用合欢花煲水,或者是用玫瑰花、茉莉花,加5条藏红花,每天泡水喝,就会有比较好的舒缓效果。

合欢花能帮助睡眠,但用量不宜过大,每天5～10克,心情则会平静很多,阴虚的患者也比较合适。

二花莲茶

材料:玫瑰花5克,菊花5克,莲子5克,罗汉果3克。
做法:将以上食材放入保温杯中,加入沸水浸泡,即可饮用。
用法:代茶频频饮用,每天1剂。
作用:具有疏肝行气、舒缓情绪、活血化瘀的功效。

扫描二维码,
查看更多调养气郁体质的内容

● 气虚体质

气虚体质的人经常感觉疲乏、气短，讲话的声音低弱，容易出汗，食欲欠佳，大便稀烂，舌边有齿痕，口唇颜色也较淡。平时容易感冒，生病后抗病能力弱且难以痊愈，还易出现内脏下垂，如子宫脱垂、胃下垂等。

气虚的女性推荐喝八宝养心粥，还可以用人参、高丽参或黄芪来泡水、煲粥，但对于有热的人，比如口干口苦、睡眠多梦的人就不适合吃了。如果气虚加阴虚，用西洋参就比较适合了。

因为气虚而引起大便稀烂的女性朋友，湿气比较重，我们建议用扁豆和芡实来煲汤和煮粥，煮完后，把扁豆和芡实都吃掉，效果更好。

八宝养心粥

材料：人参15克，龙眼肉15克，莲子15粒，糯米100克。
做法：先将莲子用清水浸泡30分钟，将人参、龙眼肉、莲子、糯米一起放入砂锅，加水适量，用小火熬煮成粥，调味食用。
用法：佐早餐、晚餐食用。
作用：健脾补中，益气养血。
适用：气虚、脾胃虚弱证而见身体疲倦、精神不振、声低气微、面色苍白、食欲欠佳、大便溏烂者。

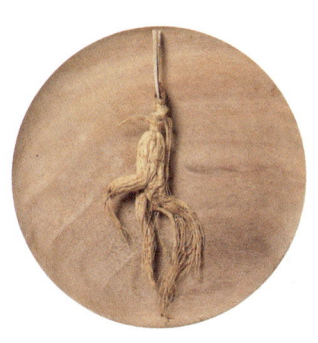
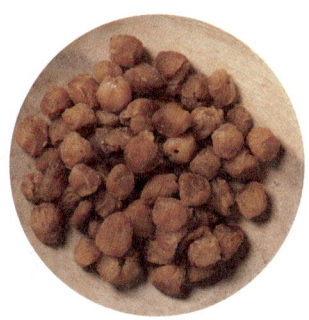
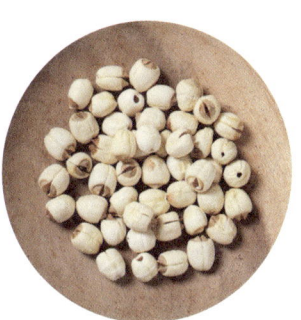

● 阳虚体质

阳虚体质在更年期女性中也非常常见。

阳虚体质的人，肌肉无力松弛，手脚发凉，胃脘部、背部或腰膝部怕冷，衣服比别人穿得多，夏天不喜欢吹空调，精神萎靡，懒于运动，吃（或喝）凉的食物肚子就不舒服，容易大便稀烂，小便频频而色清，性格多沉闷、内向。患病倾向：易出现寒证、腹泻等。

有以上表现的女性，建议多晒太阳，注意保暖，另外我们也推荐用下方这道肉苁蓉炖老鸽来调养。

肉苁蓉炖老鸽

材料：肉苁蓉15克，当归5克，老鸽1只，精盐、味精、黄酒适量。

做法：将老鸽宰杀除去毛和内脏，洗净后放入炖盅内等，加水3碗，再加入肉苁蓉和当归隔水炖1.5小时，加入黄酒等调味即可。

用法：早晚各服1次，每周2~4次。

作用：温补脾肾，扶正固本。

适用：脾肾阳虚而见精神萎靡、四肢无力、腰腹冷痛、胃口不好、头晕眼花、腹胀便溏者。

扫描二维码，
查看更多调养阳虚体质的内容

阴阳两虚

阴阳两虚的常见表现：在绝经前后时而畏风怕冷，时而潮热汗出，腰酸膝软，头晕耳鸣，健忘，夜尿频繁，月经紊乱、量少或多；舌淡红或偏红、苔薄白或薄黄。

锁阳麦冬炖水鸭

材料：锁阳10克，麦冬10克，水鸭250克，精盐、味精适量。

做法：将水鸭宰杀除去毛和内脏，洗净，与锁阳、麦冬一起放入炖盅内，加水3碗，隔水炖1.5小时，加精盐、味精调味即可。

用法：每天服1次，每周2～4次。

作用：有调补肾阴阳之功效。

适用：阴阳两虚导致的时而潮热、时而怕冷、头晕健忘、腰背酸痛、睡眠不安者。

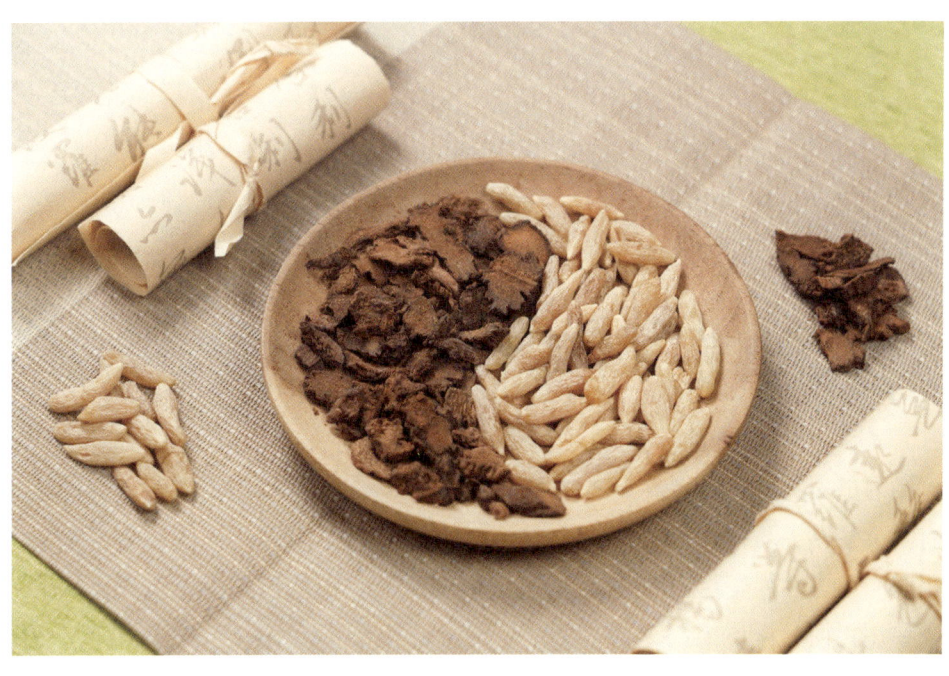

潮热汗出，更年期只能这么痛苦吗？

对更年期女性影响最大的症状之一，莫过于潮热，可以说是女性更年期需要调理的一个重要原因。

它的主要特点是容易在情绪波动的时候发生，发作比较突然，会感觉有一股热气从胸部向颈部、脸部上冲，然后出现局部发红、出汗，有些女性在出汗之后会觉得比较冷。每次发作一般持续几秒到几分钟不等，有的几日发作一次，有的一日发作几十次，严重影响到身心健康。

现代医学认为，潮热是由于内分泌和自主神经功能障碍，以及血管舒张和收缩功能障碍所致。

中医则认为，本病多是阴虚所致。随着年龄的增大，更年期的女性常有肾阴虚的表现，阴气亏虚，阴液损伤，造成阴阳失调。阴少了，阳就相对多了，从而出现虚热的症状，表现为潮热、脸红、汗出、口干、手足心感觉发热，特别是午后更严重。

中医认为这种情况应该滋阴降火，用桑椹麦冬蜂蜜饮调理就很适合了。

不管是阴虚或者是阳虚，任何一种虚损，随着病情的发展，都会影响到相对的一方，从而导致双方共同虚损，阴阳两虚。其表现为有时潮热汗出，有时又怕冷，两者交替出现，经常头晕心悸，晚上辗转不眠，睡后容易惊醒，平时有腰酸、神疲乏力的感觉，胃口不好，便溏。这些都是阴阳失调引起的，需要用滋阴壮阳的食材来调理。

鸭肉海参汤

材料：鸭肉250克，海参50克，精盐、味精各适量。

做法：将鸭肉切片，海参水发后切薄片，一起放入锅中，加水8碗煮2小时，然后放入盐、味精调味即可食肉饮汤。

用法：随三餐食用，每周2～3次。

作用：鸭肉性凉，有滋阴清热、利水消肿的作用；海参能够补肾壮阳，又能够益气滋阴、通肠润燥。此汤适用于肾阴阳两虚，伴有眩晕耳鸣、腰酸乏力、小便尤其夜尿增多等症状的更年期综合征女性。

桑椹麦冬蜂蜜饮

材料：桑椹子30克，麦冬10克，蜂蜜适量。

做法：把桑椹和麦冬放入茶杯中，冲入适量沸水闷泡20分钟，晾温后加入蜂蜜即可。

用法：每天饮用。

作用：可以补益肝肾，养阴止汗清热。

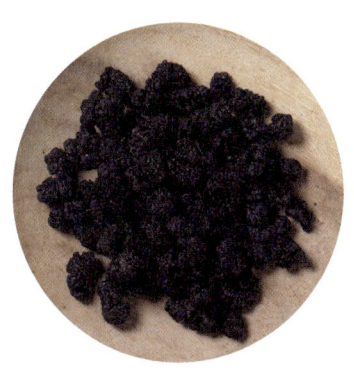 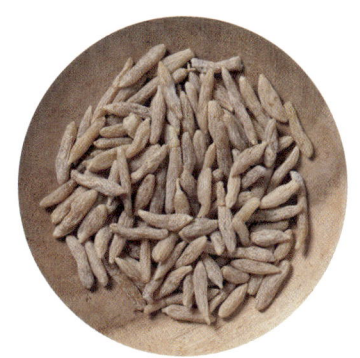

好女人是睡出来的，睡眠有多重要？

有人说，人生有四大福：吃得香，拉得爽，笑得出，睡得着。所谓的幸福人生，就是我们每天生活里的最寻常的一点一滴。

睡眠就是这寻常生活中极其重要的一部分。

◉ 中医眼里的睡眠

中医认为，晚上睡觉，是储备阴气、生长阴气的过程。

我们讲过，阴等于身体的物质，没有物质，气就很难转换为身体的功能。而我们人体的各种表现，比如说话、运动等，都跟物质基础有很大的关系。精、气、神、津液等，这些物质基础不够的时候，我们也很难有良好的表现。

如果晚上睡不好觉，阴气储备不足，物质基础不够，第二天我们就会觉得很困、很乏，记忆力减退，人也会逐渐衰老，显得很憔悴。

所以，高质量的睡眠对于身体的好处数不胜数，甚至可以说，女人是睡出来的，尤其是健康女人更是睡出来的。

◉ 失眠的三个标准

失眠是一件非常痛苦的事，其实并不是睡不着才叫失眠，失眠有三个标准。

标准之一：上床后超过半小时睡不着。有些人躺在床上翻来覆去，像是烙饼一样，就是睡不着，这属于失眠。

标准之二：睡眠期间醒来的次数超过两次，属于睡眠质量低下。有些人睡不沉，稍微有点响动就惊醒，感觉一个晚上都没怎么睡好。这种低质量睡眠也属于失眠。

标准之三：还有一种情况就是睡着的时间很少，一天总体睡眠时间不足6个小时，这种情况在中老年人群中很常见。

◉ 为什么会睡眠不好？

①压力。因为工作、家庭、社会上的压力，都会带来一个绷紧的状态，心里紧张焦虑，到睡觉的时候还在想问题，就很难睡得着了。

②睡眠习惯。特别多的中青年人上班的时候很忙，下了班以后还看手机，一看就是好几个小时。困了想睡觉的时候，依依不舍地把手机放下，已经进入深夜了，生物钟就紊乱了。

③情绪障碍，比如抑郁焦虑的情绪影响睡眠。有些女性朋友会出现惊恐，睡不着觉，容易惊醒，甚至一到晚上全部门窗都关起来等情况。特别是到了更年期的女性朋友，卵巢功能下降，中医认为是肾气衰退了，"肾主骨，生髓上通于脑"，意思是骨头属于肾气主管，也就是说脑的活动，跟肾气有很大的关系。更年期女性会出现各种各样的情绪表现，如不及时调节，就会影响睡眠。

◉ 缓解睡眠三部曲

很多人解决失眠的方法很简单，就是吃安眠药。事实上吃安眠药很容易产生依赖性，如果停服，一样是睡不着的。而且很多安眠药吃完以后，头脑不太清醒，昏昏欲睡，要过一段时间，人才会比较清醒。

所以很多人就不想再吃了，跑来求助中医，希望恢复自主睡眠。从多年的经验来看，要想不失眠，首先一点，就是要做好睡前准备。

我们知道，睡眠的最佳时间在晚上11点前。睡前1个小时，我们要将所有事情放下，进入一个安静的状态，准备睡觉，不要做任何事情，比如看电脑、看手机，都是不应该的，可以做一些轻柔的拉伸动作，帮助身体放松，或者通过沐足来帮助睡眠。

上床之后，睡不着也没关系，躺在床上闭目安神，一天、两天、三天……睡眠的生物钟会慢慢恢复到正常状态，到时候就会想睡觉了。

另外，我们推荐一个缓解失眠三部曲：吃百合拌蜂蜜，睡觉前用夜交藤沐足20分钟，同时按摩神门。这对缓解失眠是有帮助的。

第一步：百合拌蜂蜜

材料：鲜百合30克或干百合15克，蜂蜜适量。
做法：将鲜百合洗净蒸熟（干百合泡发），拌入蜂蜜。
用法：晚上8—9点时食用。血糖高的女性可加精盐，调味服食。
作用：百合有清心除烦、养阴安神之功；蒸熟后与蜂蜜拌匀嚼食，味美甜润，对减轻或改善失眠烦躁等大有裨益。

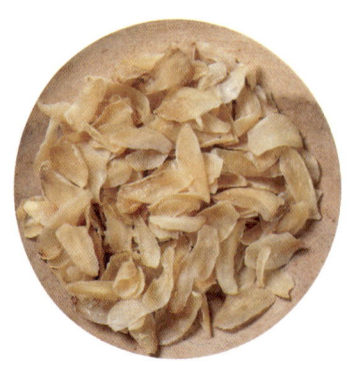
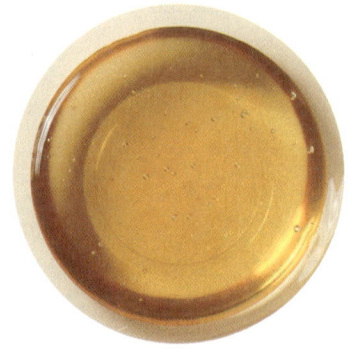

第二步：夜交藤沐足

材料：夜交藤30克。

做法：用夜交藤煮水15分钟后，将水晾至40℃左右，泡脚时水面最好没过小腿，泡20分钟，全身微微出汗即可。

详解：夜交藤就是首乌藤，有养血安神的作用。

第三步：按摩神门

取穴：神门在手腕部。首先手掌朝上，位于手腕横纹部位，从小指延伸下来，到手掌末端的凹陷处，即为神门。

按摩：反复按压50下，有酸胀感。每晚睡前沐足时按压。

详解：神门是心经的原穴。心掌管人的精神意志，失眠的主要病位在心。为什么要取"神门"这个名字呢？此穴指的是神出入的门户。中医有一句话，叫作"心主神明"，要养心就可以多按摩这个穴位。

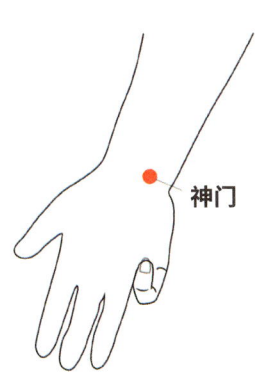

卵巢黄体功能不足，该如何调理？

有些女性因为月经不调，经过检查，被医生告知是黄体功能不足，但很多人都不清楚这是什么病，会导致什么问题。

黄体功能不足可分为几种类型，包括黄体储备不足、卵巢低反应、早发性卵巢功能不全等。

黄体功能不足的不同类型，对生育有不同程度的影响，甚至会引起不孕，调理和治疗方法要求具有针对性才比较合适。

检查出来黄体功能不足的女性朋友不要太过焦虑，积极就医治疗和调理，会收到不错的效果。

另外，提出以下建议，供参考：

- 如果出现月经失调的情况，建议到医院检查，明确黄体功能不足的类型，及时对症治疗。
- 要放松心情，缓解压力，保持精神愉悦。
- 避免熬夜。经常熬夜对卵巢的黄体功能影响很大，因此，保持正常的睡眠时间和良好的睡眠质量很重要。
- 平时要多吃富含蛋白质和维生素的食物，如牛奶、鸡蛋、猪肝、秋葵、菠菜、瘦肉、苹果、猕猴桃、桑椹等。

40岁的女人，要开始补钙了

如果女性40岁以后不注意补钙，进入更年期以后，就容易出现骨质疏松症，表现为腰酸背痛，关节疼痛，晨起肢体关节僵硬、活动后缓解，下肢抽筋，弯腰翻身、下蹲等活动受限制，严重的情况甚至会出现骨折。

更年期的女性为什么容易发生骨质疏松呢？因为更年期女性性激素水平低下，骨骼合成减少，而骨质吸收加速。

骨质疏松是退行性疾病，应该从中年开始提前预防，如果已经出现骨质疏松症也不需要害怕，可以用以下三种方法防治。

第一，可以通过饮食来补充钙质，多吃虾皮、鱼类、贝类、豆制品、坚果、绿色蔬菜、牛奶、动物肝脏、骨头汤等富含钙、磷的食物；也可以适当喝茶，研究证明茶叶中的茶黄素会发挥抗衰老、健骨、预防骨质疏松的功效。但要注意，不要多喝咖啡，咖啡有利尿作用，易导致钙从尿液中排出。

第二，补充钙剂和维生素D。绝经后应该每天补钙350～600毫克，每天补充维生素D约0.02毫克，但也要避免过高剂量，以免增加身体的负担。

第三，坚持体育锻炼，多晒太阳。经常锻炼可以减少骨钙流失，增加骨骼强度，而且太阳中的紫外线可以使皮肤合成维生素D的能力增强，促进体内钙和磷的吸收，推迟骨骼老化。

第九章 调理孕产：
备孕、孕中、产后，好孕就这么简单

做好这些准备，备孕少走弯路

很多女性朋友认为，怀孕是一件顺其自然的事，等怀上再去医院做产检，就可以生出健康的孩子。事实上，怀孕前就做好准备工作，是非常重要的。

1. 夫妻双方都要进行孕前检查

很多人没有做孕前检查就开始备孕，花了一两年时间无法怀孕，才去做检查，结果耽误了治疗和怀孕的时间。

孕前检查包括身体重要器官有没有影响怀孕的疾病，女方有没有排卵障碍、输卵管堵塞和子宫问题等，男方的精液是否有问题等。如果有，就要及时找医生治疗和调理。

特别是女性常见的妇科疾病，如果身体有不适表现，如月经失调、白带量增多、下腹部疼痛等，都要到医院请医生帮助检查，及时治疗对生育不利的疾病。

- 女方要做的检查有：

①建议月经来潮第2天就诊，可以同时检查月经第2~4天的性激素水平，还有B超检查双侧卵巢大小、形态、窦卵泡数量、子宫内膜状况等，以了解生育潜能的状态。
②女性还要在排卵期做B超，监测卵泡发育是否正常，以及能否正常排卵。
③必要时在月经干净后3~7天内做子宫输卵管造影，了解子宫内环境，排除子宫内膜畸形；同时了解输卵管的通畅度，看有没有输卵管通而不畅，或输卵管阻塞或积水等情况。

- 男方要做的检查有：

到生殖中心男科或者泌尿外科就诊，主要做精液常规检查，以排除少精子症、弱精子症或者畸形精子症等。

2．孕前身体调养

有条件的话，建议备孕期提前3～6个月通过中医药调理夫妻双方的体质，改善夫妻双方身体内环境，为孕育宝宝提供一个更好的条件。

另外，就是女性怀孕前最好把口腔问题解决掉，怀孕后若出现口腔问题，治疗起来还是很麻烦的。

3．服用叶酸

大家都知道，女性朋友孕前是要吃叶酸的，我建议夫妻双方都要吃。叶酸对早期胎儿的神经系统发育有着重要作用，对预防胎儿神经管畸形的效果最好，可以避免胎儿无脑、脑积水、脊柱裂等先天性畸形。

你别看叶酸小小的一片，它的作用还是很大的。如果不吃叶酸，孩子神经管畸形的概率就会增大。之前我接诊过一个患者，不注重吃叶酸，结果孩子检查出来脊柱裂。

而且，叶酸还可以提高备孕爸爸的精子质量，降低宝宝染色体缺陷的风险。现在怀上孩子、养育孩子都很不容易，一定要记得提前吃叶酸。服用叶酸的时间最好从孕前1个月左右开始至孕后3个月，每天服用1片0.4毫克的叶酸，就可以保证怀孕期间的需要了。

4．养成良好的生活习惯

良好的生活习惯包括戒烟、戒酒、远离污染的环境，避免熬夜、久坐，及时调节工作压力，增加适量的运动等，这对改善自身健康状况和生殖孕育的能力都有积极的作用。

烟民们常说"饭后一支烟，快乐似神仙"，也许吸烟的确能带来一时的快乐，可对今后的宝宝简直就是一个无声而残忍的杀手。烟草中的有害成分会通过血液循环进入生殖系统，而直接或间接发生毒性作用。

对准爸爸而言，吸烟不仅会影响到受孕的成功率，而且也会严重影响受精卵和胚胎的质量。另外，长期大量吸烟更容易发生性功能障碍，间接地降低生育力。

如果说，戒烟对普通人只是一种号召，那么对准爸爸来说，则是一道命令，在准备怀孕前3个月到半年就开始少抽烟，最好戒烟。

同样地，酗酒也会影响生殖系统，使精子数量减少，活力降低，畸形精子、死精子的比例升高，从而影响受孕和胚胎发育。所以，在备孕的阶段，一定要禁酒，白酒、葡萄酒、啤酒，带"酒"字的都不能沾。

5.检测排卵期

如果月经周期比较规律，建议记录月经周期，计算排卵期，在排卵期进行性生活，可以提高怀孕的成功率。如果月经周期不规律，可以购买排卵试纸，按照使用说明，在月经第10天左右开始监测，结果若呈阳性，则提示是最佳同房受孕的时机。

6.饮食方面的注意事项

备孕期间的饮食也需要注意，除了家常便饭，营养均衡，饮食清淡，适当再多吃些富含蛋白质和维生素的食物，比如淡水鱼、鲍鱼、瘦肉、鸡蛋、新鲜蔬菜、水果、牛奶、坚果等，这些食物可以帮助调节人体生殖内环境、平衡激素水平、增强精子和卵子的质量。

我要提醒大家，备孕的时候，在保证营养的同时，注意不要营养过剩。如果体重超标，身体肥胖，不但不利于怀孕，还会引发孕期高血压、糖尿病等疾病。

输卵管通而不畅，该怎么办？

输卵管通而不畅，首先要找到致病的原因：

一是要了解有没有发生过异位妊娠，如果有，输卵管妊娠以后，会引起输卵管通而不畅。

二是要了解有没有炎症，如果有炎症，时间又比较长的话，会影响到输卵管的功能。输卵管黏膜，里面那层黏膜会瘢痕化，或者修复受到影响，出现比较僵硬、蠕动差的情况，会形成局部增生，也会引起输卵管通而不畅。这些都是需要注意的情况。

三是要看有没有一些先天性的因素。有些人的输卵管天生就会长得扭曲，弯曲得比较明显，会影响到输卵管的通畅情况。建议做一些相关的检查，进行针对性的治疗。

无论是输卵管妊娠造成的输卵管通而不畅，或者是盆腔炎性疾病后遗症导致的输卵管通而不畅，都可以用药物治疗。中医的综合性治疗，包括辨证论治服用中药，再加上灌肠、敷药等方法。

怀孕这些事，知道越早越好

● 怀孕真的可以打流感疫苗吗？不是很容易流产吗？

就是因为怀孕了，才要打流感疫苗。相比普通人，孕妇更容易感染流感，而流感很容易引发并发症，如高热、肺炎、心肌炎、脑膜炎等，甚至会危及孕妇生命。

在国际上，许多医疗学会都强烈推荐孕妇注射流感疫苗，因为6个月以内的婴幼儿不能打流感疫苗，但可以通过妈妈在孕期接种疫苗来预防流感。孕期注射流感疫苗，不但可以保护孕妇本身，同时也可以保护胎儿。

可见，接种流感疫苗是安全有利的，所以计划怀孕的准妈妈都要记得提前去打疫苗哦。

● 怀孕可以用化妆品吗？

怀孕期间是可以用护肤品的，但有几点要注意：

第一，怀孕期间应简化护肤步骤，只用洁面乳加上保湿霜就好了。即使每款护肤品里面所含的有害物质很少，但多种护肤品叠加起来可能有害物质就很多了。能用一种护肤品达到保湿的效果，就不要用其他护肤品，尽量简化，皮肤的负担也能少一点。

第二，尽量选用医学护肤品，负担也会少一点。因为医学护肤品是无色无味的，防腐剂含量也比较少，更加安全。看了这条，别忘了转告你身边的准妈妈，怀孕也可以美美的。

● 怀孕了以后更容易过敏吗？

有些女性怀孕后容易皮肤过敏，过敏原因可以分为两大类：

第一类是环境引起的。比如说霉菌、螨虫、旧棉絮、宠物毛发、花粉、蟑螂等，这些都有可能造成孕妇的皮肤过敏，要及时避免这些过敏原，尽量穿纯棉的衣服。

第二类是食物引起的。这时候建议不要吃高蛋白、难消化或者有湿毒的食物，比如说海鲜、牛肉、笋、烧鹅及煎炸食品等。

如果已经皮肤过敏，瘙痒难忍，可以试试外洗方：用黄芩、苦参、飞扬草各15克，加水适量，一起煮20分钟，然后起锅前2分钟，放入15克薄荷，外洗皮肤。每周洗1次，一直到身上的皮疹消失就不用洗了。

● 怀孕了能吃螃蟹吗？

有一些民间说法大家可能都听过，比如螃蟹性寒，孕期吃了会流产。这里就跟大家澄清一下，怀孕吃螃蟹和流产之间并没有因果关系。螃蟹的蛋白质含量很高，也是一个优质蛋白的来源，原则上在怀孕期间是可以吃的，但不能多吃，有过敏体质的孕妇最好不要吃。

吃螃蟹的时候，我们还要注意这些事项：不吃没洗干净的螃蟹、死螃蟹或者坏螃蟹，不吃半生半熟的螃蟹，且注意螃蟹不要吃过量。另外，吃完螃蟹，最好喝一杯生姜红糖水，以祛蟹寒，血糖高的孕妇不要放红糖即可。

2个小妙招，缓解严重孕吐

严重孕吐对妈妈和胎儿都非常不好。如果孕吐严重的话，会引起电解质紊乱，体液缺失，影响正常生活。强烈孕吐并出现并发症的时候，须去医院就诊。

轻度孕吐，可以喝这2个妙方缓解：生姜汁、生姜苹果皮炒米茶。

建议告诉身边孕妈，让孕期更顺利，让更多的宝宝健康成长！

第1个妙招：生姜汁

材料：生姜适量。

做法：将去皮的生姜在擦丝器上擦成细小姜的丝或姜蓉，用纱布裹住姜丝或姜蓉，榨出姜汁，放进干净的瓶子中备用。凡进食前，将新鲜的姜汁倒入茶匙中，加温水2～3毫升，先饮姜汁，15～20分钟后再进食。此法有温胃止呕的效果。

注意：①姜汁存放时间不宜超过12小时。

②存放姜汁的瓶子要拧紧，避免姜汁挥发，降低温胃止呕的作用。

③出现发热或口苦痛、胃部灼热感、痤疮、口中异味明显、痔疮出血、大便秘结属于火气重或阴虚火旺者不应饮用。

第2个妙招：生姜苹果皮炒米茶

材料：粳米50克，生姜5片，1个苹果的皮。

做法：将粳米放入无油的炒锅中，小火翻炒至微黄。将炒粳米、生姜片、苹果皮一起放入保温杯中，用沸水浸泡20分钟即可。

用法：频频饮用，每天1剂。

注意：建议在500毫升的温水中加入面粉2汤匙，搅匀后放入苹果皮浸泡15分钟，苹果皮在清洗后能减少农药残留。苹果皮不仅开胃，而且含铁量是果肉的26倍，对孕妈的身体有很大的益处。

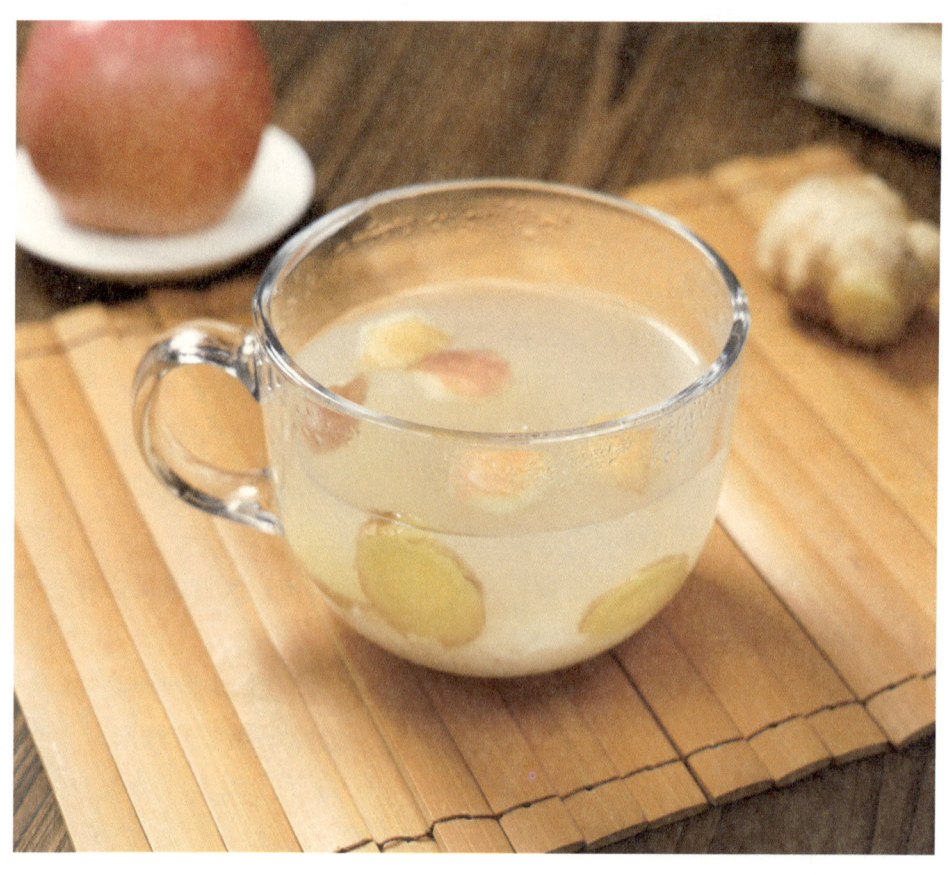

坐月子怎么吃，才能避免产后肥胖？

有人问，剖宫产后坐月子该怎么注意饮食呢？女人坐月子坐不好，容易留下一辈子的病根，更何况是剖宫产的女性朋友。

- 剖宫产后6个小时之内暂不宜进食，6个小时以后可以吃一些流质食物，有助于脾胃功能的恢复。
- 术后第一天一般是以吃流质食物为主。
- 术后第二天排气（放屁）后就可以吃稀、软、烂的半流质食物，比如粥、米糊等。
- 术后第二或第三天排便后，可以吃一些清淡的普通食物。为保证宝妈的营养和乳汁的充分分泌，应多吃富含蛋白质和维生素的食物，注意均衡摄入就可以了。
- 产后一周左右，宝妈的饮食依然是以容易消化的食物为主，可以饮用鸡汤、肉汤这些滋补的汤品，但是记住千万不要太油腻。

生完孩子半年到一年，很多人都有这种情况：肚子圆，手臂粗，屁股大，腰部赘肉多，真的是哪儿哪儿都胖。想要避免产后肥胖，饮食和运动方面一定要注意了。

饮食方面要多吃粗纤维的食物和新鲜蔬菜水果，如燕麦、青瓜、韭菜、芹菜、菜心、苹果、橙子、核桃、开心果等。

建议产后2个月就开始适当运动，例如走路、练瑜伽、打太极拳、练八段锦，可以增强身体肌肉韧性、消耗脂肪、改变形体。

产后口渴难忍，教授秘方请收好

不知道大家有没有注意到，亲戚朋友生完孩子3天左右，会出现口渴、多汗的情况，就是怎么喝水都不解渴，非常不舒服。

这个时候，教大家一招：就是用15～30克黄芪，加上一把藏参米煮水喝，水加多一点，让产妇不要喝其他水，就喝这个黄芪藏参米水，当天口渴就能缓解了。而且，黄芪藏参米水能益气、养阴、生津，效果非常好。这个方子也是我自己的一个经验方。

作为妇科医生，很多女性朋友都问过我，生完孩子以后口渴怎么办？我就教她们喝黄芪藏参米水解渴，效果很好。

后来，到我自己生孩子的时候，孩子身体比较大，也是难产的。生完以后，口渴得真的无法忍受，嘴巴里边一点津液都没有，以前那种老式保温壶，喝了满满3壶水，还是不解渴。

刚生完孩子，我自己还是迷迷糊糊的，稍微清醒了以后，突然间就想起自己曾介绍给他人的这条秘方。我就赶快叫家人煲给我喝，喝了半天，口渴的症状就完全没有了。后来，我把这个经验方推荐给了很多产妇，大家都反馈非常有效。

产后骨盆修复，真的有必要吗？

产后盆底组织修复，对改善盆底韧带和肌肉的功能，尽快使骨盆组织恢复到孕前状态，防止脏器脱垂、阴道松弛、压力性尿失禁等，是有较好的帮助的。但要注意，进行产后盆底组织修复，一定要在正规医疗单位，在医护人员正确指导下进行相关保健治疗。

有些女性朋友因为年纪渐长，咳嗽、大笑的时候会漏尿，稍微快走几步也漏尿，其实是因为盆底肌肉和尿道括约肌松弛了。

怎么解决呢？教大家一个方法，中医叫作撮谷道，西医叫作凯格尔运动。

首先大家静坐或平卧，然后闭上眼睛，用力夹紧肛门——保持夹紧状态15秒，再缓慢放松，再夹紧保持15秒，再放松，连续做50次为一组，每天早、晚各1组。

坚持半年，盆底肌肉和尿道括约肌就会变得坚实有力，漏尿的问题就能不药而愈了。

扫描二维码，
了解黄芪藏参米的具体做法

特别呵护篇

产后总是便秘出血，有哪些好办法？

有些新手妈妈坐月子的时候，会出现便秘的情况，严重的话，还有些人会大便干硬，几天未解，导致大便时将肛门撑裂了，引起出血。该怎么缓解这种情况呢？大家不妨参考下面的方法来调理：

- 晨起喝300～500毫升的淡盐水或蜂蜜水，有助于通便。
- 饮食上增加一些富含粗纤维的食物，如芹菜、西蓝花、红薯、苹果、香蕉、火龙果等。其中，每天吃一个火龙果对排便有一定帮助。
- 每天适当活动，如慢走、练瑜伽、练八段锦等，还要经常做提肛运动。
- 注意私处以及肛周卫生。可以用温盐水坐浴，改善肛周的静脉血流。
- 如外痔伴有潮湿、瘙痒不适，不适症状明显且持续，建议去医院专科就诊，排除器质性病变引起的便血。

月子病有办法调养吗？

在中国传统里，老人家都会说，月子里尽量不要碰凉水，否则就会手指痛，落下月子病，很难断根。

其实，大家不用太紧张。如果月子里落下了这种病，还是可以改善的。可以煮点生姜水泡手，或者用艾叶煮水泡手，坚持泡10天，看看情况是否缓解。不要吃寒凉的东西，尤其是天气凉的时候，注意保暖。另外，还可以去医院找中医改善月子病的问题。

第十章 祛除妇科病：没病没痛，做女人挺好

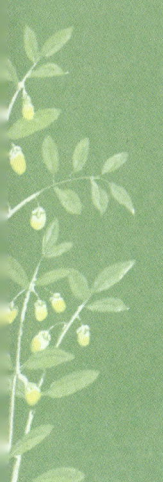

乳腺疾病：进一步乳腺增生，退一步海阔天空

随着生活水平提高及生活压力增大，乳腺疾病发病率明显上升。体检的时候，有的女性朋友会查出各种乳腺增生、乳腺结节、乳腺囊肿之类的问题，看到自己身体内长出一些多余的东西，难免感到心惊肉跳。

好好的乳腺为什么会增生？为什么长了结节和囊肿？日常怎么饮食护理？别急，这一节就来跟大家好好讲讲这个话题。

乳腺增生、乳腺结节、乳腺囊肿，傻傻分不清楚

1. 乳腺增生

面对体检报告中的乳腺增生，有的人很焦虑，一心要把乳腺增生彻底治好。那么乳腺增生到底要不要治疗呢？

生理性乳腺增生，是指月经来潮前出现周期性乳房轻微胀痛，月经干净后这种现象会明显减轻或自行消失。

这类增生属于人体的生理现象，几乎不会恶变，可以不用药物治疗，平时注意调节自己的情绪和缓解压力就可以了。

病理性乳腺增生是生理性乳腺增生的进一步发展，出现乳腺腺病或乳腺囊肿病，表现为持续性乳房疼痛和肿块，不随月经周期波动，需要到医院乳腺专科就诊。

2. 乳腺结节

乳腺结节是指乳房内出现结块，用手不太容易摸到，需要借助影像学手段，比如乳腺超声、乳腺钼靶或磁共振成像检查才能发现。

它可以是增生结节、纤维腺瘤、乳腺囊肿、乳腺炎性结节、导管内乳头状瘤等，属于乳腺的良性病变——少部分乳腺结节有癌变的可能，绝大部分乳腺结节都是良性的。

对于大多数形态规则、边界清楚的结节，如果考虑增生结节或者纤维腺瘤的可能性大，可以定期观察，必要时可以用中医药调理。

如果考虑是导管内病变，如导管内乳头状瘤，且无乳头溢液，可以选择短时间内（3个月）在医生指导下密切观察。

3. 乳腺囊肿

乳腺囊肿有单纯囊肿（又称为乳腺囊性增生）、积乳囊肿（又称为乳汁潴留样囊肿）等不同类型，其中单纯囊肿最为多见。

囊肿均为良性病变，被覆薄层上皮组织，囊内容物多为液体，通俗来讲就是一个"水泡"。囊肿内可抽出清亮无色，或淡黄色，或灰色，或绿色，或褐色液体；如果囊内上皮增生，形成乳头状瘤，或发生癌变时，抽出的囊液可呈血色。

● 好好的乳腺，怎么就长了东西呢？

从现代医学角度看，乳腺疾病常与月经周期有密切关系，一般认为它的发病与卵巢分泌的激素失调有关。

可能是孕酮减少和雌激素相对增多，导致两者的比例失去平衡，使月经前的乳腺变化加剧，疼痛加重，月经后恢复也不完全，日久就形成了乳腺疾病。也有研究说，高催乳素血症是导致乳腺病的重要原因。

从中医来讲，这些都属于乳癖的范畴。乳癖这个名字最早出现在华佗的《中藏经》："内结于隐僻，外不可见。"故名"癖"。

历代医家治疗乳癖也积累了相当丰富的经验。《外科正宗》中陈实功言："乳癖乃乳中结核，形如丸卵，或坠重作痛，或不痛，皮色不变，其核随喜怒而消长，多由思虑伤脾，忧怒伤肝，郁结而成。"

这段话清楚地描述了乳腺病的临床特点，并阐述了本病的主症是乳房的肿块和疼痛，而且跟情志变化有重要的关联，这些特征和现代乳腺疾病的表现颇为一致。

◉ 不良情绪，是导致乳癖的罪魁祸首

情志、饮食、劳倦内伤，是中医对乳癖病因的基本认识，肝郁气滞、肝郁脾虚、冲任失调、痰湿和血瘀互结是现代中医对病机的共识。如果惹上了乳癖，除了听医生的话，以及积极配合治疗外，我们日常可以怎么护理呢？

1. 肝郁脾虚型

乳头属足厥阴肝经，乳房属足阳明胃经，东汉医圣张仲景指出："见肝之病，知肝传脾。"

也就是说，肝、脾在病机上密切相关，由于情志不遂，久郁伤肝，或受到精神刺激，急躁易怒，肝气郁结，气机阻滞在肝经胃络，经脉阻塞不通，而引起乳房疼痛。

症状多见于青壮年女性，乳房结块随喜怒消长，伴有多愁善感、易怒易郁，与情绪密切相关；大便不成形，两肋附近胀满、窜痛，食欲下降，神疲懒言，体倦乏力，口苦咽干，嗳气，泛酸等。

肝郁脾虚型乳癖患者建议少吃滋腻的补品，例如阿胶、鹿角胶等，虽可补血，但会滞腻碍脾，影响气血运行，反而不利于恢复。

佛手卷柏猪肝汤

材料：佛手片10克，卷柏5克，猪肝150克，生姜3片。

做法：猪肝洗净切片，加姜、盐等搅拌均匀，略腌制片刻。将佛手片、卷柏放到砂锅中，加清水3碗，煮沸20分钟后，去渣取汁；将腌好的猪肝放入药汁中，煮熟，调味后即可食用。

用法：月经前5天每天开始服食1次，连续服用到月经第3~5天就可以停服。这款汤性质平和，家人都可饮用。

作用：此汤有理气、安神、调经的功效，适合月经前乳房胀痛加剧、容易发脾气的女性。

开四关

开四关是由四肢的太冲、合谷组成。这两个穴位对应的位置很相似，一手一足，一气一血，一脏一腑，一阴一阳。对这四个关口的刺激，能调畅身体气血的运行状态，肝的血运和气机流动正常，肝的疏泄功能就恢复正常了。

太冲：第一、第二脚趾中间往上大概1.5厘米的位置。

合谷：合谷位于手背第一和第二个掌骨间，拇指、食指合拢时，肌肉的最高处。

按摩：每日按压各穴位3分钟以上。

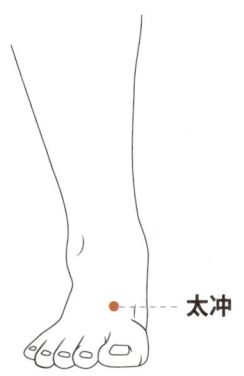
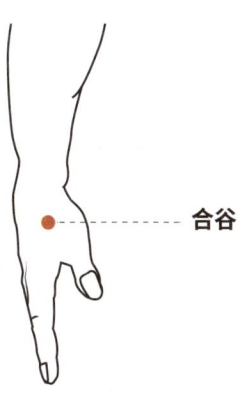

2. 冲任失调型

冲任二脉为气血之海，又隶属于肝肾，上连乳房，下系胞宫，其气血促使乳房和胞宫正常发育，并维持二者正常的生理功能。

若冲任失调，气血不畅，逐气、痰、瘀结阻于乳房，则为肿、痛，发为乳腺疾病，这类人多伴有月经不调。

症状多见于中年女性朋友，表现为双侧乳房连绵隐痛，月经期经量、色、质不正常，甚至闭经，畏寒肢冷，或烦躁不安，或腰膝酸痛。

芍附茶

材料：白芍、巴戟天、陈皮各10克。

做法：将各材料磨成粉，分成5份，装入茶包中，每次1包，用沸水冲泡10分钟后饮用。

用法：每周饮用2～3次。

作用：白芍养血敛阴，柔肝止痛，平抑肝阳；巴戟天补肾助阳，补精益髓，还能祛风除湿；陈皮理气健脾，燥湿化痰。三者合用，可以调养冲任、补益气血，缓解冲任失调型乳癖的症状。

注意：身体潮热、口苦咽干、睡眠多梦者不宜饮用。

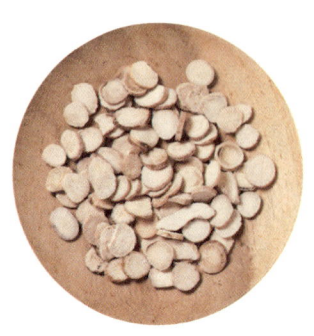
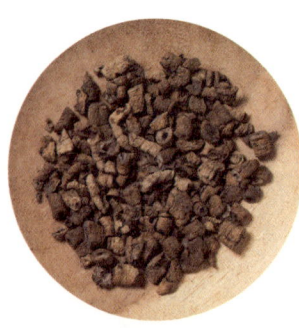
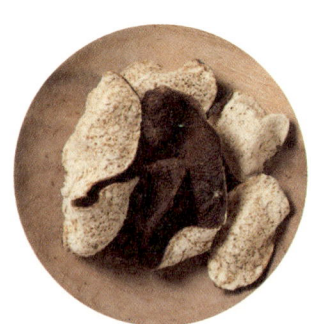

3. 痰瘀互结型

痰湿和血瘀都是病理产物。因饮食失衡,损伤脾胃,导致脾胃功能失调,水湿代谢紊乱,在身体里形成痰浊;或者因为身体内气机壅滞,血液运行不畅,瘀血形成。"痰"和"瘀"进而发展为痰瘀互结,上至乳腺形成结节,下至子宫形成肌瘤。

症状多为乳房肿块经久难消,胀痛或刺痛,触之肿块质地较硬,活动度较差,情绪波动时症状加重。此类患者平时痰多,质黏稠,体形肥胖;月经量少,色暗,兼有血块,经行腹痛;舌质暗红,舌有瘀点。

浙贝山楂煲瘦肉

材料:浙贝8克,山楂10克,猪瘦肉300克。

做法:猪瘦肉洗净,切块,焯水,与洗净的浙贝母、山楂一起放入锅中,加清水5碗,大火煮沸后改小火煮30分钟,加盐调味即可食用。

用法:每天服食1次,饭前服食半碗,饭后1小时再服食1碗,可连续服用半个月左右。该款汤味道微酸可口,家人亦可服用。

作用:健脾补气,化痰消瘀。

注意:体质虚弱、脾胃虚弱及大便秘结者不宜服食。

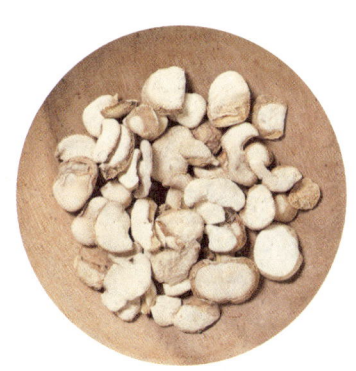
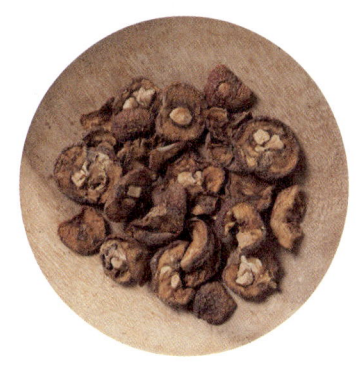

◉ 预防好，才是真的好

为了预防乳腺疾病，大家要注意以下方面：

- 学会保护自己，避免人工流产。
- 坚持母乳喂养。
- 在日常生活中，注意保持心情愉快，积极调整自己的情绪，适当运动。
- 饮食中不要胡吃海喝，少吃油炸或腌制的食物、动物脂肪、甜食、快餐等；控制雌激素的摄入，慎吃避孕药、蜂王浆，不使用含雌激素的美容化妆品；远离烟酒，多吃水果蔬菜、粗粮、豆类、菌类等健康食物。
- 重视自我检查和定期体检，往往第一个发现乳房肿块的是自己，所以大家应该养成自我检查的好习惯，做到第一时间发现异常，及时就诊，尤其对有乳腺癌家族史的朋友来说更为重要。
- 如果怀疑自己有乳腺结节，或者确诊有乳腺结节，切莫乱按摩、乱用药，请到正规医疗机构，请乳腺专科医生指导治疗。

扫描二维码，
了解更多妇科疾病知识

阴道炎：如同一次私密的感冒

阴道炎可以说是我们女性最常见的妇科病了。虽然是小毛病，却非常烦人。明明是得了病，却总会有深深的羞耻感，觉得是自己不讲卫生，不干净，才会得阴道炎。

其实，作为一个妇科医生，我要说的是，只要是个女性，无论有没有性生活，无论多大年龄，都有可能被阴道炎折磨，就像感冒一样，几乎没人能躲得过。阴道炎主要有外阴阴道假丝酵母菌病、滴虫性阴道炎、细菌性阴道炎、萎缩性阴道炎（多发生于绝经女性）、幼儿性阴道炎等几种类型。

如果说，月经能陪伴女性度过一半人生，那么阴道炎会出现在女性一生中的各个阶段。如果治疗不及时、不恰当，就会反反复复，阴魂不散。

阴道炎的典型表现，就是白带异常和瘙痒，有时会有灼热感，性交疼痛，红肿等。如果觉得下面瘙痒，分泌物出现异常，比如像脓一样黄稠，或豆渣样，或黄绿色，有异味、臭味，就要警惕有阴道炎的可能了。

今天我就来跟大家分享几种阴道炎的调养方法。

外阴阴道假丝酵母菌病

外阴阴道假丝酵母菌病又叫念珠菌性阴道炎，最典型的症状就是有豆渣样的白带，多见于生育年龄的女性和孕妇。这个病阴道用药是第一位的，可用克霉唑制剂、制霉菌素制剂、咪康唑制剂，或中成药的苦参凝胶、康妇凝胶等，但孕妇慎用；口服药要遵医嘱，西药用药效果较快一些。

另外，要注意性生活卫生和伴侣卫生，以及私处的清洁卫生。

饮食也要特别注意，糖尿病患者应积极控制血糖；忌吃发物，比如韭菜、牛肉等，以免加重瘙痒；忌辛辣和甜食、烟酒等。此类患者适合多食用酸奶，因酸奶含有大量活性乳酸菌，可以抑制人体内真菌过度繁殖；切忌选果味酸奶，因为它所含的高糖分会给假丝酵母菌提供滋养。

多摄入人体必需的脂肪酸和大蒜素，前者在坚果、种子和多脂的鱼类中含量丰富，生蒜则有很好的抗真菌特性。

1. 湿热型

食疗方：车前草薏苡仁茶

材料：车前草15克，薏苡仁15克。
做法：将洗净的以上材料放入瓦煲中，加清水3碗，煮沸后改中火煎煮20分钟，去渣取汁即可。
用法：代茶频频饮用，每天1剂。
作用：对下焦湿热、阴道瘙痒、带下量多的女性适用。

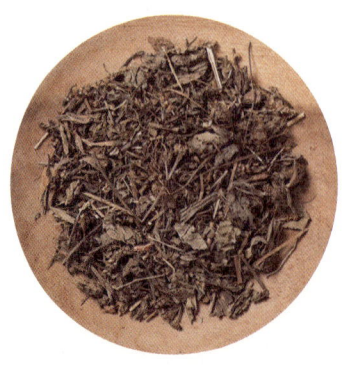
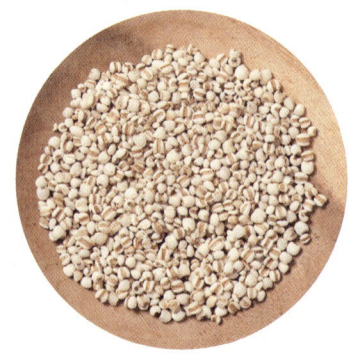

外治方：多按摩肝经三阴交、丰隆、太冲

手法：三阴交按摩60次，丰隆按摩40～50次，太冲按摩50次。力度强一点，是泻法。

作用：有助于理气化湿、疏肝解郁。

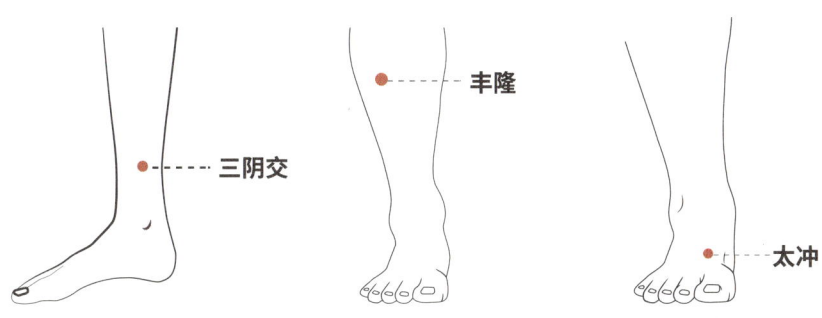

坐盆外洗

用中药外洗，既可以把外阴洗净，也可以通过渗透，局部吸收药力，加快药效发挥。

药材：苦参30克，百部30克，大飞扬30克。

做法：拿药材煎水泡外阴30分钟，每天1次，外洗4～5天。泡完后就可以用药塞阴道，第二天早上药物流出，把内裤换掉即可。

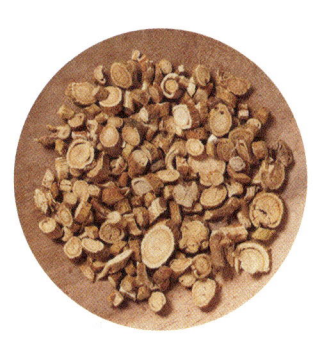 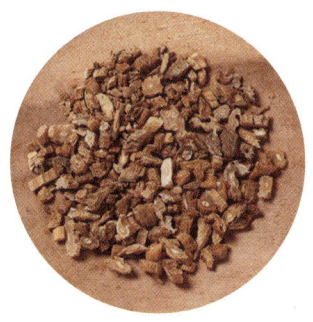 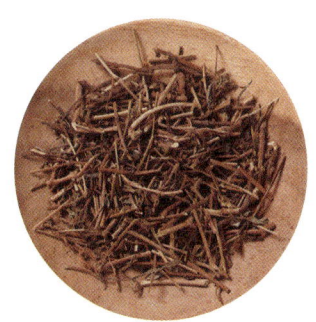

2. 脾虚型

脾虚运化失职，湿邪入侵，化热，引起阴道炎症。出现脾虚状况的患者，容易觉得累和困乏，分泌物有豆渣样，比较稀薄，下腹有坠胀的感觉，炎症容易反复出现。脾虚型患者不要吃寒凉之物，太油腻的食物也要少吃，容易加重脾胃负担，提倡少吃多餐，多吃易消化之物。

食疗方：扁豆陈皮鱼汤

材料：扁豆30克，陈皮10克，鲫鱼1条，生姜3片，盐适量。
做法：将鲫鱼洗净，油锅烧热，放入生姜、鲫鱼，煎至微黄，加水3碗，加入扁豆、陈皮一起炖40分钟，用盐调味即可。
用法：随餐服食，连续服用3天。
作用：扁豆健脾利湿，陈皮有理气作用。不喜欢吃鱼的朋友，也可以换成瘦肉。

外治方：刺激脾经的足三里、中脘

手法：足三里、中脘每个穴位先顺时针按压30次，再逆时针按压30次。

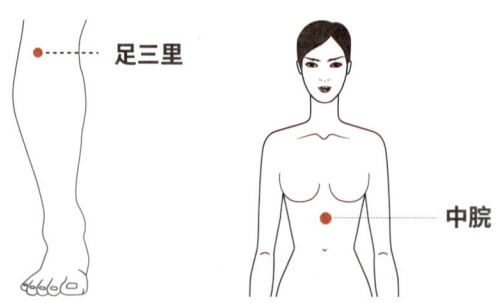

坐盆外洗

方法同"湿热型"。

滴虫性阴道炎

滴虫性阴道炎由阴道毛滴虫引起，约60%合并有细菌性阴道炎。主要表现是阴痒、灼热感、刺痛感，有豆浆样白带，在检查时，会发现有点状潮红。治疗主要以口服奥硝唑，或阴道塞药为主。另外，伴侣也需要配合用药。

食疗方：芦根玉米须水

材料：玉米须30克，芦根15克。
做法：将食材洗净，放入养生壶，加500毫升清水，煮20分钟。
用法：代茶饮。
作用：适用于湿热下注、阴道瘙痒、有灼热感的女性。

坐盆外洗

药材：粉草薢25克，蛇床子15克，五倍子25克，黄柏30克，白矾30克。
做法：同外阴阴道假丝酵母菌病"湿热型"。
注意：中药煮好之后，加入白矾冲兑调匀使用。

外治方：按摩阴陵泉、涌泉、天枢

手法：以上穴位每个顺时针按压60次。

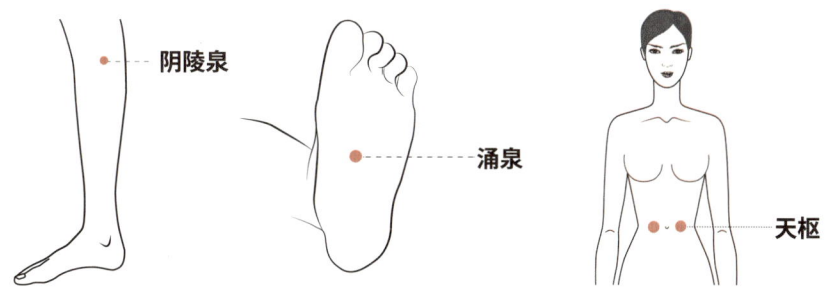

● 细菌性阴道炎

细菌性阴道炎是阴道内正常菌群失调所致的一种混合感染。主要表现为外阴瘙痒，有灼热感，分泌物呈灰白色。细菌性阴道炎最大的特点是有很难闻的鱼腥臭味。除了常规治疗外，中医还可以针对异味和白带感染，用外治法、食疗等方法配合治疗。

食疗方：泽菊牛膝饮

材料：泽泻5克，野菊花10克，川牛膝10克，蜜枣2个。
做法：将食材洗净，放入养生壶，加500毫升清水，煮20分钟。
用法：代茶饮。
注意：血糖高的女性可去掉蜜枣，改用罗汉果。

坐盆外洗

药材：黄柏30克，龙胆草30克，大黄30克。
做法：同外阴阴道假丝酵母菌病"湿热型"。

外治方：按摩阴陵泉、涌泉、天枢

手法：以上穴位每个顺时针按压60次（穴位图见上页）。

阴道炎的注意事项

得了阴道炎，除了积极就医、认真治疗以外，还需要在生活中特别注意：保持良好的外阴清洁习惯；内裤尽量穿棉质、透气性好的，不要穿太紧的；不要频繁冲洗阴道；过于肥胖的女性需要减肥；尽量不随意使用消炎药；患病期间不要行房事，否则会交叉感染，反复难愈，使情况更糟糕。

萎缩性阴道炎

萎缩性阴道炎大部分是因为女性绝经而引起的，还有一些患者在卵巢切除手术后也会得这个病。随着年龄渐长，女性身体中的雌激素开始减少，从而阴道变得干燥、润滑性减低致使阴道呈现皱缩状态。主要表现是阴道干涩瘙痒、性交疼痛等。

西医大多采用激素治疗，但是有乳腺或子宫肿瘤的患者，应在专业医生指导下合理使用激素。中药口服或阴道外用药的治疗效果也比较好，比较稳定。

食疗方：核桃煲鸡生肠

材料： 核桃2个，鸡生肠2条，黑芝麻少许，盐适量。
做法： 鸡生肠洗净，切成小段。把所有食材放入砂锅，加水3碗，大火煮沸后改小火煮40分钟，用盐调味即可。
用法： 隔天服食1次，连续服用3个月左右。

外治方：按摩肾俞、涌泉、后溪

手法： 手掌按压肾俞，先顺时针按压30次，再逆时针按压30次。用手掌侧面搓涌泉，前后搓60次，这样可以同时按摩到后溪和涌泉。

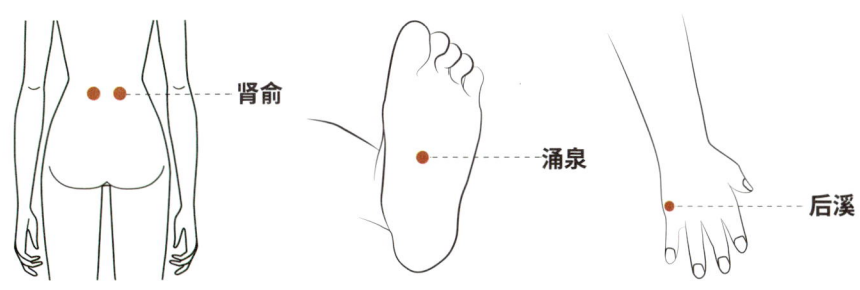

盆腔炎性疾病：
及时治疗，千万不要拖延

"女人得了盆腔炎，一辈子就完了。"

这句话是我门诊的一位女患者说的。她叫纪春，今年34岁，来自湛江，两年前得了盆腔炎性疾病（急性期），发高热、肚子痛，经过治疗，烧退了，肚子痛也减轻了。

她以为这样病就好了，所以对持续的白带量多、下腹隐痛没太介意。她想，这不就是妇科炎症吗？没什么大不了的，就没放在心上。可是，由于没将炎症彻底治好，病情被拖延了，变成了盆腔炎性疾病的后遗症。病情反反复复，难以根治，她也成了医院的常客。

她结婚3年，没法怀孕，经过检查，发现是因为盆腔炎症反复发作，导致输卵管堵塞、盆腔粘连。眼看着自己的年纪越来越大，家里老人又不断催促，纪春陷入焦虑、抑郁状态，情绪几乎崩溃。

盆腔炎性疾病到底是一种什么病，又该如何调养呢？

◉ 盆腔炎性疾病是什么病？

盆腔炎性疾病是一种女性常见病、多发病。据统计，因小腹痛、腰痛来看妇科门诊的女性，占到妇科门诊就诊总人数的1/4。国外则有统计显示，30～34岁女性中有14%患有急性期的盆腔炎性疾病和反复缠绵的后遗症。

我们的盆腔就像一个容器，里面有子宫、两个卵巢、两条输卵管、子宫旁组织和阑尾、肠管等，这些器官的表面还盖着腹膜。所以，如果盆腔内出现炎症，很容易涉及数个器官和腹膜。

实际上，盆腔炎症是一个大概念，我们医学上又叫作盆腔炎性疾病（PID）。这是由女性上生殖道炎症引起的一组疾病，根据炎症发生的部位，分为子宫内膜炎、输卵管炎和盆腔腹膜炎等。

盆腔炎性疾病的两个阶段

盆腔炎性疾病的发病一般有两个阶段：

第一阶段是急性症状期，可表现为发热，一般体温在38～39℃，小肚子非常疼，通常为绞痛或者持续性钝痛；白带量增多，或有异味，或呈脓状。这个阶段的治疗，主要以消炎抗感染为主。

第二个阶段，如果治疗不及时、不彻底，就如同前面提到的纪春女士，会转变为盆腔炎性疾病的后遗症，长期小肚子隐隐作痛、腰痛、月经失调和痛经，甚至导致不孕；部分女性可形成盆腔包块。如果盆腔炎性疾病的包块比较大，或成为脓肿，就需要考虑手术治疗。

大家不要小看盆腔炎性疾病，虽然是常见的妇科炎症，但在急性发作期，严重的可引起败血症、感染性休克，甚至危及生命，若转变成盆腔炎性疾病后遗症则会导致不孕、宫外孕或盆腔包块的发生。

但是，得了盆腔炎性疾病，大家也不用太过焦虑。根据多年的中医临床经验，我们已经总结出一套相当有效的治疗方法，并不是得了盆腔炎性疾病就治不好，如果抓紧时间治疗，严格进行生活管理，盆腔炎性疾病是可以治好的。

前面提及的纪春女士，经过一段时间调理，也很久没有复发了。

● 盆腔炎性疾病的主要证型

中医将盆腔炎性疾病分为三个主要类型。不同患病个体的表现是不一样的，建议大家学习一下，了解自己属于哪种类型，才能积极配合治疗，合理地对症调理，取得好的效果。

1. 湿热型

主要表现：下腹疼痛，带下量多，色黄或呈脓状，味道臭，阴道有灼热感，伴全身困重乏力，不思饮食；小便色黄，大便粘马桶。

调理方法：清热解毒，行气化湿。

推荐食疗方：金银花15克，薏苡仁30克，厚朴10克，煎水饮用，每天1剂，配合治疗。

2. 气滞血瘀型

主要表现：下腹胀痛，屁多，经前乳房肿痛，烦躁易怒，面有暗斑，带下量多，色黄或白，月经有血块。

调理方法：活血化瘀，理气止痛。

推荐食疗方：二花莲茶（见第八章"如何平稳度过更年期？"内容）加三七泡茶饮用，有助于疏肝理气、健脾养心、活血化瘀。

3. 脾虚夹湿型

主要表现：精神疲倦，觉得没力气，胃口不好，头晕脑重，口淡无味，痰多，阴道分泌物呈淡黄色或白色，大便稀烂。

调理方法：健脾益气，利湿止痛。

建议：日常多吃白扁豆、淮山、茯苓等健脾利湿的食物。

除了中药内服，我们还可以在日常生活中按摩气海、关元、八髎等穴位，对改善盆腔炎性疾病、促进身体恢复有帮助作用。

● 严格的生活管理也很重要

女性朋友们一定要关注自己的月经情况，如果出现发热、肚子痛、腰痛，就要提高警惕，及时就医检查治疗。

刚开始得盆腔炎性疾病一定要高度重视，及时找医生治疗。

盆腔炎性疾病的急性阶段抓紧时间治疗特别关键，及时治疗，很快就会退热，腹痛、白带量多等表现也能很快得到控制。

但这并不等于病就彻底好了，一定要让妇科医生做相关检查，证实盆腔炎性疾病完全消失了，才算彻底好了。

还有，得了盆腔炎性疾病的女性，在治疗期间要注意生活细节：不要过夫妻生活，多注意休息，适当运动；注意私处的清洁卫生，勤换内裤，卫生巾也要勤换；饮食方面，要多吃新鲜蔬菜水果，补充营养，提高自身免疫力，才能有助于自身健康。

子宫肌瘤：
长了这种"瘤"，不用太恐慌

在门诊中，我常遇到一些谈"瘤"色变的患者，查出子宫肌瘤后，非常紧张，不停地问医生，这种病是不是很严重？是不是得做手术？会不会发生恶变？

相反，有些确实需要做手术的患者，对手术极为恐惧，踌躇不决，一推再推，直至身体状态越来越差。那么，到底什么是子宫肌瘤，一旦发现得了子宫肌瘤该怎么办呢？

◉ 什么是子宫肌瘤？

子宫肌瘤多发生于30～50岁的女性朋友（当然也有更年轻的）身上，是育龄期女性最常见的一种良性肿瘤。子宫肌瘤是由子宫肌肉组织增生而形成的，其恶变概率很小，一般在1%以下，没有必要过度恐慌。

子宫肌瘤大多没有或者少有症状，多数患者是在体检时发现的，也有很多人有子宫肌瘤但自己没有意识到。

子宫肌瘤是激素依赖性肿瘤，意思是说子宫肌瘤是依赖身体中雌激素生长的肿瘤，所以雌激素可以促进子宫肌瘤增大，孕激素也可以促进肌瘤生长。

● 子宫肌瘤会引起哪些问题？

1. 月经改变

这是最常见的症状，如月经周期缩短、经量增多、经期延长、崩漏等异常子宫出血。肌瘤生长的位置和大小不同，月经改变情况也有所不同，若肌瘤较小或位置在子宫的肌肉之间或向子宫外凸起，可能月经没什么太大变化；但若子宫肌瘤生长在子宫腔内黏膜下，即黏膜下肌瘤，可能会引起月经量多，月经时间延长。

2. 盆腔包块

如果子宫肌瘤长得比较大，患者常感觉腹部胀大，下腹可以摸到包块。当清晨膀胱充满尿液将子宫推向上方时，更容易摸到这种包块。

3. 白带增多

有时会出现白带量增多，合并感染时分泌物可伴臭味。

4. 疼痛症状

有时会有腹痛、腰酸、下腹坠胀等不适。

5. 压迫症状

子宫肌瘤较大时，可压迫膀胱出现尿频、排尿不畅或尿不出等，肛门也有可能排便不畅。

6. 不孕

有25%～40%的不孕是子宫肌瘤造成的。子宫肌瘤可能压迫输卵管使之扭曲，或使宫腔变形，妨碍受精卵着床。

7. 继发性贫血

长期月经过多会导致贫血的状况，严重时有全身乏力、面色苍白、气短、心悸等症状。

● 什么情况下要手术？

很多人长了子宫肌瘤，就非常恐慌。一般来说，子宫肌瘤是一个良性的病变，大部分子宫肌瘤生长期是很缓慢的。但如果在短时间内生长很快，这种情况就要注意了，要找医生检查，排除恶性肿瘤的可能。

如果子宫肌瘤比较小，在5厘米以下，经过专业医生的判断后可以考虑保守治疗，包括中医辨证治疗，有一定的帮助效果。若子宫肌瘤超过5厘米，或短时间内子宫肌瘤明显增大，建议手术剔除子宫肌瘤，手术后可以用中药辨证方法调理身体，以改善容易滋生肿瘤的身体内环境。

● 中医如何调理子宫肌瘤？

中医认为，子宫肌瘤发病多与正气不足、脏腑气血失调有关，以气滞、血瘀、痰湿为常见的致病因素，多见于以下情况。

1. 气滞血瘀型

女性自身的抑郁情绪，是子宫肌瘤产生的重要原因。所以，精神压力大的女性朋友要注意调节情绪，多做些户外运动。气滞血瘀型表现：子宫肌瘤伴有精神抑郁、经前乳房胀痛、胸胁胀闷、心烦易怒、下腹胀痛或有刺痛等表现。

消瘤蛋

材料：荔枝核10克，莪术9克，鸡蛋2个。

做法：各物分别洗净，加水4碗共煮，待蛋熟剥壳后再煮10～20分钟，弃药渣，喝药汁、食蛋。

用法：随晚餐食用，每晚服1次。

作用：荔枝核行气散结、祛风止痛；莪术能破血行气止痛，其温通力较强，可治疗血滞经闭腹痛、腹部包块等症。

注意：气血亏虚和月经过多而继发性贫血者不宜食用。

2. 气虚血瘀型

气虚血瘀型表现：子宫肌瘤伴月经量多、有血块、头晕眼花、精神疲惫、心慌心跳等。

归参山楂牛肉汤

材料：党参15克，当归10克，山楂10克，牛肉100克，盐适量。

做法：牛肉切成丁，山楂切片备用；党参、当归一起放入砂锅，加水3碗，大火煮沸后改小火煮20分钟，去渣取汁，放入炖盅，加入牛肉、山楂，盖上盖，隔水炖2小时，加盐便可。

用法：随三餐食用。

作用：本汤补虚扶正，化瘀消结，不伤正气。

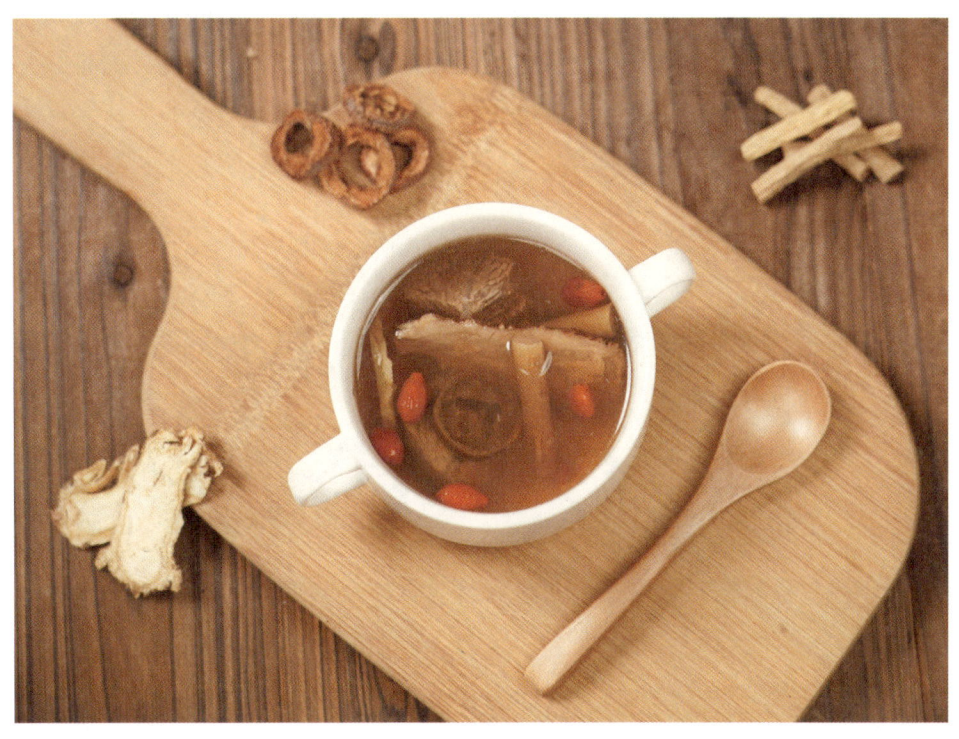

3. 寒凝血瘀型

寒凝血瘀型表现：子宫肌瘤伴下腹冷痛，喜温，四肢冰冷，月经周期延后，或月经时间延长，色暗有块，带下量多、色白、清稀。

干姜三七粥

材料：干姜10克，三七片10克，小茴香5克，粳米100克，盐适量。

做法：将洗净的干姜、三七片、小茴香共同放入砂锅，加水3碗，浓煎至半碗，过滤，取汁备用。将粳米淘洗干净，放入砂锅，加水5碗，大火煮沸，改用小火煨煮成稠粥，粥将成时，调入干姜、三七、小茴香汁煎成浓汁，搅拌均匀，用盐调味服食。

用法：早晚分服。

作用：三七可止血化瘀、消肿止痛；干姜可散寒止痛、活血通经，与三七同用，温经散寒，养血除瘀止痛；小茴香可散寒止痛，增进食欲，治疗消化不良，消除肠胀气和便秘，并能利尿排毒，被当成减重良药。

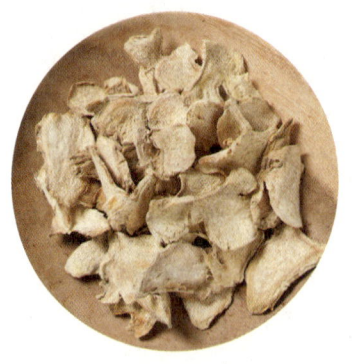 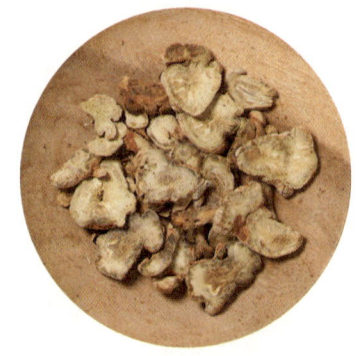

4. 痰湿瘀阻型

痰湿瘀阻型表现：子宫肌瘤伴胸闷多痰，下腹胀满，体形肥胖，月经周期延后，月经经少不畅或量多、夹有血块、色紫暗、白带量多、黏稠等。

双术苓枣膏

材料：白术250克，苍术250克，茯苓250克，法半夏50克，生姜150克，丹参100克，米酒适量。

做法：将白术、苍术、茯苓、法半夏、丹参洗净烘干，研细过筛；生姜研成姜蓉后取姜汁、去姜渣；以姜汁、米酒调和药粉为膏，装入干净的玻璃罐中，密封，放冰箱储存备用。

用法：早、晚各服15克，米酒送服。

作用：苍术为化湿药，能燥湿健脾；白术为补气要药，既能补气健脾，还可燥湿利水；法半夏能燥湿化痰，与茯苓合用能加强健脾化湿、祛痰渗湿的良好效果；丹参活血化瘀；辅以生姜养胃和中，用米酒调服，对痰湿瘀阻的女性最宜。

益母川贝鸡蛋汤

材料：益母草15克，川贝母5克，鸡蛋1个，蜜枣3个。

做法：材料分别洗净，益母草稍浸泡，与川贝母、带壳的鸡蛋、蜜枣一起放进瓦煲内，加入清水4碗，大火煮沸后改中火煮至蛋熟，取出去壳，再放回锅中，改小火煲至剩2碗，调味后饮汤吃蛋。

用法：随三餐食用，每周服2～3次。

作用：益母草有活血调经、清热解毒的作用，还能止痛，对女性朋友经前腹痛有很好的缓解效果；川贝母化痰止咳，散结消痈；二者合用，对痰湿瘀阻的女性有一定帮助。

5. 湿热夹瘀型

湿热夹瘀型表现：子宫肌瘤伴下腹部痛，心烦身热，身体困重，食欲差，黄色带下量增多、质地黏稠，月经颜色暗红、夹有血块，小便黄而量少。

紫草粥

材料：紫草根20克，赤芍10克，夏枯草20克，粳米50克，精盐适量。

做法：将紫草根、赤芍、夏枯草一起放入锅中，加水5碗，煎煮40分钟后去渣取汁，加入粳米煮成绵粥，用精盐调味即可。

用法：随三餐食用。每天1剂，分2次食，隔天服食，15～20天为1个疗程。

作用：赤芍有凉血活血调经、祛瘀止痛的效果；紫草根和夏枯草既能止血凉血，又可清热解毒。这款粥将清热、活血与祛湿很好地结合在一起，适合湿热夹瘀的女性。

● 调理子宫肌瘤的注意事项

- 如果服用药膳后大便出现稀烂，有臭秽之气，是排除体内湿热病邪之象。
- 属于痰湿瘀阻、湿热夹瘀者，饮食要注意，忌食羊肉、虾、蟹、鳗鱼、咸鱼、黑鱼等发物，辣椒、生蒜等刺激性食物，龙眼肉、大枣、阿胶等热性、凝滞性食品，蜂王浆、雪蛤等含类激素成分的食品，以及酒类。
- 气虚血瘀、寒凝血瘀者，不宜服用寒凉、冰冷的饮料或食物。

子宫内膜异位症：痛到怀疑人生

子宫内膜异位症，听起来生疏，但如果你的痛经越来越严重，性交时容易疼痛，又或者出现本文中提到的症状，一定要及时就医，小心子宫内膜异位症！

● 逃跑的内膜

子宫内膜的正常位置应该位于子宫腔内，受到体内雌、孕激素的调节，周而复始地经历着生长、发育、脱落的循环，同时也构成了女性的月经来潮。

但是当子宫内膜出现在子宫以外的地方，常见的有卵巢、输卵管、盆腔、阴道、膀胱等，就无法完成子宫内膜周期性代谢，于是异位的子宫内膜周期性的出血淤积会越来越多，最后就会形成结节或包块，痛经的程度也会越来越严重，吃止痛药都没多大效果，一直等到经期过了，疼痛才会消失。

● 子宫内膜为什么喜欢乱跑？

好端端的子宫内膜，为什么会到处乱跑呢？

中医认为，子宫内膜异位症的病机是血瘀，经血不循常道，离经之血蓄积于盆腔。如清代名医唐容川所说，"离经之血即是瘀血""血不归经为血瘀"。其病因复杂，与情志失调、脏腑功能失调、气血失调以及外邪入侵等因素有关。

情志抑郁，气滞不畅；月经来潮的时候或分娩后感受寒邪或热邪，血为寒凝热灼；或经期行房感染病气；或脏腑功能虚弱，影响气血运行不畅；或手术创伤，瘀血留滞，均可导致瘀滞少腹而发病。

◉ 子宫内膜异位症有哪些表现？

约20%的子宫内膜异位症患者没有明显的不适，其他人则会因为病变部位不同，而出现不同症状。常见症状有：

1. 痛经和下腹痛

渐进性痛经是子宫内膜异位症最典型的症状，疼痛多位于下腹部及腰骶部，可放射到阴道、会阴、肛门或大腿，常于月经来潮前1~2天开始，经期第一天最剧烈，以后逐渐减轻，直到月经干净时消失，每个月周而复始。

2. 月经失调

15%~30%的患者有经量增多、经期延长或经前点滴出血等情况。

3. 不孕

正常女性不孕率约15%，子宫内膜异位症造成的不孕患者高达40%。

4. 性交痛

常表现为深部性交痛，且以月经来潮前性交痛更为明显。

5. 其他特殊症状

可能出现腹痛、腹泻或便秘，甚至有周期性少量便血。异位子宫内膜侵犯膀胱肌壁可在经期引起尿痛和尿频，多因严重痛经症状所掩盖而被忽略。

此外，身体其他任何部位有内膜异位种植和生长时，均可在病变部位出现周期性疼痛、出血或块物增大。除上述症状外，卵巢子宫内膜异位囊肿破裂时，陈旧的暗黑色黏稠血液会流入腹腔，可引起突发性剧烈腹痛，伴恶心、呕吐和肛门坠胀。

● 子宫内膜异位症、子宫腺肌病、巧克力囊肿有啥关系?

广义上讲,巧克力囊肿和子宫腺肌病都属于子宫内膜异位症的范畴,算是表亲。

当子宫内膜跑到卵巢里,形成单个或多个囊肿,内含暗褐色黏糊状陈旧血液,状似巧克力液,故又称卵巢巧克力囊肿。

即便是子宫内膜不在子宫腔内,也会受到月经周期雌激素、孕激素波动的影响,出现周期性出血,只是脱落的内膜不能像正常月经那样排出,只能待在囊肿里,越积越多,使囊肿逐渐增大。

当子宫内膜跑到子宫肌层里,周期性出血不能排出体外,淤积在子宫肌层里面,就会形成子宫腺肌病或子宫腺肌瘤。在多个月经周期后,积聚的陈旧血液和破碎的内膜逐渐增多,病情就会加重。

总结来说,这一切都是不安分的子宫内膜惹的祸!

小小穴位,调养各种妇科病

有一个能够帮助治疗各种妇科疾病的神奇穴位,就是"八髎穴"。

我们的子宫、输卵管、卵巢、阴道后方就是八髎穴所在位置,这个穴位是调节我们身体气血的总开关。经常按摩八髎穴,可以补充元气,滋肾养肾,疏通气血,理气消肿。

我教大家如何找到这个妇科疾病大穴:直立或俯卧时,臀部肌肉上明显有两个凹陷,又称美人窝。八髎穴位就在美人窝往下的内侧,骶骨所在的位置上。从上而下分为上髎、次髎、中髎、下髎。

双手握拳,用虎口按在八髎穴上,顺时针从上至下按摩60~100次,每天1~2次。按完后,会感觉腰腹部微微发热,对女人有极好的保养作用。

● 子宫内膜异位症应如何调理？

1. 气滞血瘀型

气的运行障碍影响血的流动，就是气滞血瘀。

气机不通畅，瘀血阻滞在胞络，如泥沙阻塞了河道。需要脱落的子宫内膜就像小鱼、小虾一样，卡在泥沙中不能排出来，就停下来，形成了异位的子宫内膜。

主要表现：渐进性痛经，凡月经来潮时都会出现下腹、腰骶部胀痛或坠痛，甚至痛及前阴和肛门，或肛门欲便，月经颜色紫暗夹有血块，血块排出腹痛暂时缓解，或腹中积块、固定不移，胸闷，乳房胀痛等。

血竭鲫鱼汤

材料：血竭3克，陈皮10克，鲫鱼1条。
做法：洗净鲫鱼，去鳞，剖腹去除内脏，将血竭和陈皮装入鲫鱼腹内，放入锅中，加水5碗，煮沸后改中火煮至汤为牛奶色，调味，服汤食肉。
用法：每天1次，连续服用3～5天。
作用：鲫鱼具有补虚补气之功效；血竭能活血散瘀、止痛；陈皮能行气化滞，配血竭，能加强理气化瘀、调经镇痛的效果。
注意：如果经期血量过多，就先暂停使用。

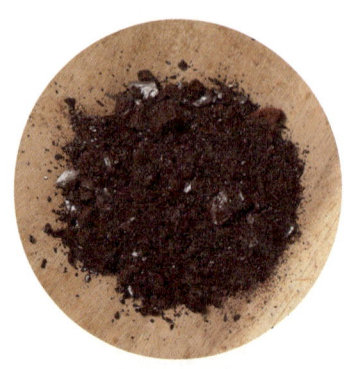
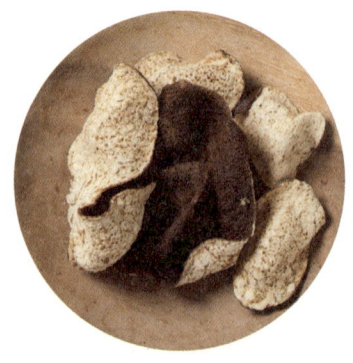

2. 寒凝血瘀型

月经来潮时吃了寒凉的东西，或者接触了太多的凉水，淋了雨，寒邪侵袭血脉，阻碍了血脉的运行，形成瘀血，就像冬天河水结冰一样，就是寒凝血瘀。

主要表现：经前或经行时小腹冷痛、绞痛，疼痛拒按（痛的部位不想被触碰），喜欢用热水袋敷肚子以缓解腹痛，身体怕冷，面色苍白，四肢冰冷，月经量少、色紫暗等。

暖身祛瘀的泡脚良方

材料：连皮生姜30克，川红花15克，干艾叶30克。

做法：将药材一起放入锅中，加水2～3升，浸泡15分钟，大火煮沸后改小火煲15分钟左右。完成后倒入盆中静放，用手试温度——待手可放入的温度就差不多可以泡脚了。

用法：每天泡脚1次，泡脚时间为15～20分钟。

作用：长期坚持泡脚可以起到温经散寒、活血化瘀的作用。

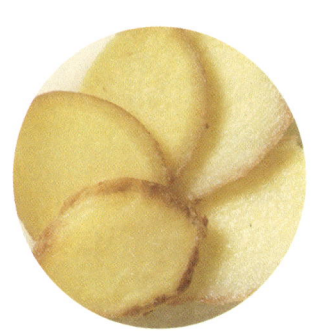 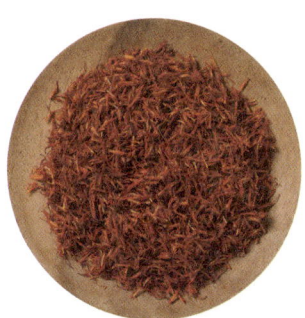 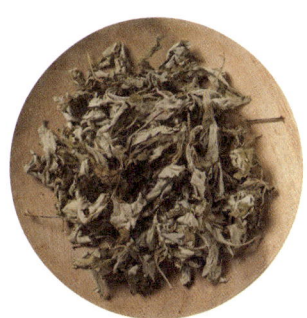

3. 湿热互结

所谓湿气，有外湿和内湿的区分。外湿是由于气候潮湿、涉水淋雨或居室潮湿、外来水湿入侵人体而引起；而内湿与脾胃的运化功能下降、身体内的水湿代谢失调有关。

中医认为脾有运化水湿的功能，若体虚致消化功能下降，或暴饮暴食影响脾胃的正常运化，则使水湿内停。如果水湿与体内的伏热交结，就是湿和热同时存在，就像油入面一样，互结在一起，称为湿热互结。

主要表现：下腹疼痛，有灼热感，遇热痛增，口干口苦但又不想喝水，大便烂，气味臭，黄稠带下、量多等。

手推肝经和脾经

脾经与肝经的位置在大腿内侧，大腿根部到膝盖附近。

手法：每天睡觉的时候，用手掌的掌面从大腿根部的内侧推到膝盖附近，推200次左右，可以刺激肝经和脾经。推的时候，手上可以蘸点精油润滑一下，以免擦伤皮肤。

作用：推拿肝经和脾经，有助于祛除体内湿热之邪。

马齿苋薏苡仁橘皮粥

材料：新鲜马齿苋100克，橘皮20克，薏苡仁30克，粳米60克。

做法：将马齿苋洗净切成小段，橘皮洗净切丝，备用；将薏苡仁和粳米共同下入砂锅，加水5碗，大火煮沸后加入橘皮和马齿苋，再用小火煨煮成黏稠的粥，调味服用。

用法：随三餐食用。

作用：此粥健脾利湿，兼以清热化瘀，是湿热互结患者的良品。

4. 气虚血瘀型

中医认为,气行则血行。如果身体虚弱,气虚无力推动血的运行,会导致血行缓慢,形成血瘀。

主要表现：腹部隐痛不适,喜温喜按,月经中夹有暗红色血块,身体疲倦乏力,总觉得气不够用,懒得讲话,头晕眼花,脸色暗淡,大便稀烂。

芪归核桃茶

材料：黄芪30克,当归10克,核桃仁150克,红糖适量。
做法：将核桃仁洗净,用水略泡,磨成浆状；黄芪、当归用水洗净,放入锅中,加水2碗,煎煮20分钟,兑入核桃仁浆和红糖继续煮沸,出锅。
用法：代茶饮。
作用：经常食用本药膳既能强健身体,又能延缓衰老,大有裨益。
注意：血糖偏高或糖尿病患者忌服。

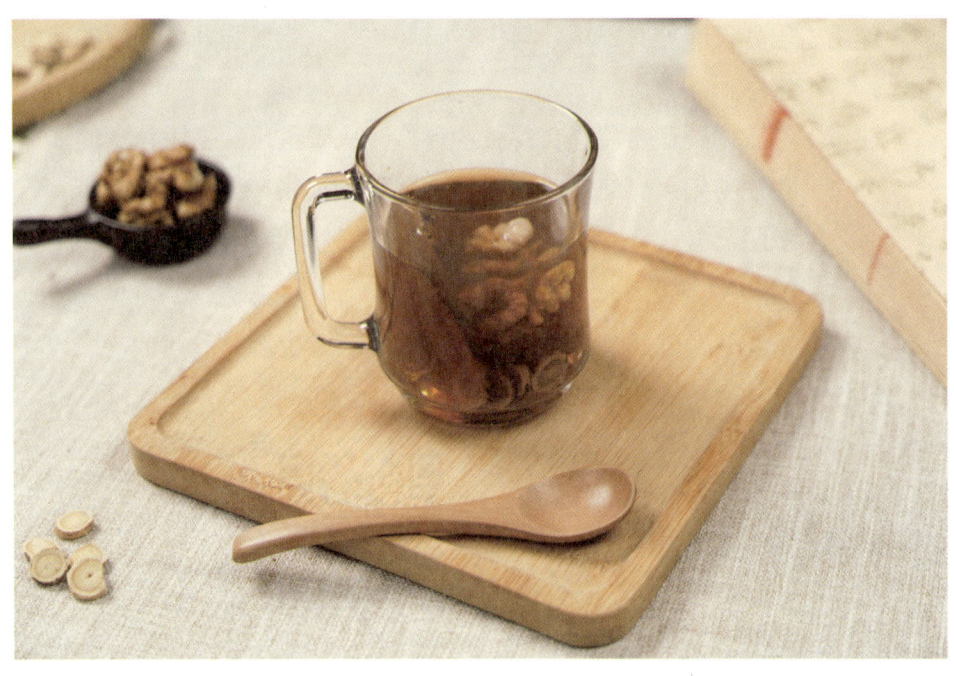

5. 肾虚血瘀型

中医认为，身体气血的运行需要肾阳的温煦，就像太阳温暖整个地球一样。如果进入冬季，太阳活力不足，则会天寒地冻；如果肾阳不足，就会导致身体手脚怕冷、月经色暗有血块等阳虚血瘀之证。

主要表现：经行腹痛，腰骶疼痛，月经周期不规则，色暗有血块，伴有不孕或易流产，头晕耳鸣，腰膝酸软，性欲减退，夜尿2次以上。

巴戟牛腰粥

材料：巴戟天10克，牛腰1个，大米100克，姜丝、油、精盐、芡粉适量。

做法：牛腰去除筋膜，洗净后切成薄片，放入碗中，加入适量的姜丝、油、精盐和芡粉，搅拌均匀，备用；巴戟天用纱布包好，放入锅中，加水6碗，煮沸后改小火煎煮30分钟，取煎液去渣，放入牛腰片、大米煮粥，粥熟后调味即可食用。

用法：随三餐食用。

作用：巴戟天能补肾养精，与牛腰一起煮粥，能加强补肾强腰的作用。

注意：这款粥更适合月经合并腰腹疼痛、头晕健忘、夜尿频多的女性。如果有热气的朋友可以将巴戟天换成熟地黄，补肾滋阴。

扫描二维码，
了解更多妇科疾病知识

指压肾俞和三阴交

肾俞：取直立或者正坐位，双手的拇指与其余四指张开，然后吸气，双手的拇指与食指紧贴肋骨下缘，拇指指向脊柱两旁肌肉处，大拇指所指的位置即为肾俞。

三阴交：位于腿内侧约脚踝上方四个横指的位置（5厘米处）。

手法：用拇指按揉肾俞、三阴交60次左右，每天坚持，要注意用一定的力度按压才有效。

作用：补肾益气，行气活血，疏通肝、脾、肾三条经络。

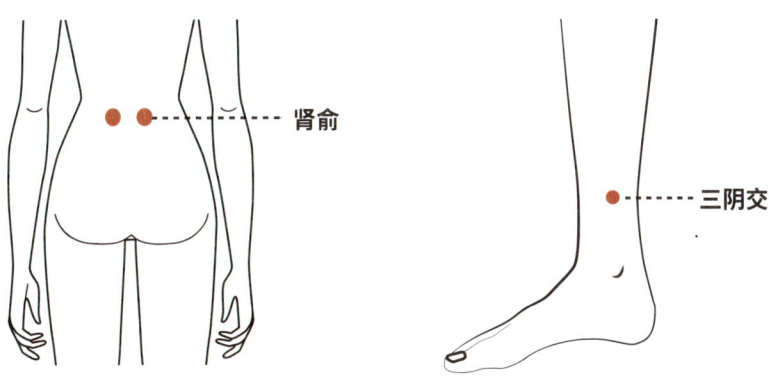

◉ 子宫内膜异位症的注意事项

● 月经期间不要行房事，因为会导致子宫收缩，经血容易倒流。

● 子宫内膜异位症患者月经前数天尽量避免进行妇科检查和手术，以免子宫内膜异位，引起腹腔种植。

● 对生育有要求的患者应尽快计划怀孕，妊娠可有效缓解子宫内膜异位症，而且子宫内膜异位症和子宫腺肌病本身会影响受孕。

多囊卵巢综合征：
这种病从里伤到外

多囊卵巢综合征真的困扰着许多人，因为它不但会让女性月经不调、让人变胖、产生糖代谢障碍、让血脂增高，是心血管疾病的危险因素之一，还容易导致癌症风险增加，并让女性难以怀孕。

● 什么是多囊卵巢综合征？

今天就带大家认识一下这个疾病。

多囊卵巢综合征（PCOS）是一种生殖功能障碍与糖代谢异常并存的内分泌紊乱综合征疾病。

正常情况下，卵巢内有很多个小卵泡，通常每个月女性会有1～2个卵子发育成熟并排出，成熟的卵子在排卵期与精子结合才会怀孕。

但多囊卵巢综合征患者的卵巢里有很多很多的小卵泡，这些小卵泡长不大，在卵巢的内部围绕形成珍珠链样的分布。

别小看这些多出来的小卵泡，多囊卵巢综合征临床上有诸多表现，主要为闭经、不孕、多毛和肥胖，并伴有高雄激素血症（女性朋友体内雄激素水平增高）、排卵障碍（排卵功能紊乱或丧失）和双侧卵巢多囊性增大等。

这些表现，让处于育龄期的女性痛苦不堪。

多囊卵巢综合征对女性的危害有哪些?

第一是不孕。

由于卵巢中的卵泡无法生长发育为成熟的卵泡,出现排卵障碍,所以不容易自然怀孕;由于卵泡发育不成熟,有些妇女即使怀孕,也容易在妊娠早期出现胚胎死亡,医学上称为稽留流产。多囊卵巢综合征是女性不孕症的常见原因之一,对于想要做妈妈的女性是一种沉重的打击。

第二是月经稀发或闭经。

多囊卵巢综合征患者中,闭经的女性朋友大约占1/3,不仅会影响日后生育,对女性的身体健康也是一种伤害。

第三是影响美观。

多囊卵巢综合征患者的高雄激素血症,是这个病的一个重要特征,会引起患者身体的雄激素水平增高,出现多毛(长胡须、阴毛过多),痤疮过多,难以消除,颈后部及双手臂毛孔增粗变黑(医学上称为黑棘皮病)。这些情况会对女性朋友的外貌造成非常不好的影响,对于爱美的女性朋友是一种巨大的折磨。

第四是增加代谢障碍疾病的发病率及癌症风险。

多囊卵巢综合征患者的高血脂、高血压发病率比正常女性高8倍,糖尿病发病率高6倍,子宫内膜癌与乳腺癌发病率高2倍。

第五是容易增加产后并发症。

多囊卵巢综合征患者一旦妊娠,妊娠高血压和妊娠糖尿病的风险会明显增加。

● 多囊卵巢综合征的调理

传统医学著作中,并无此病名,但根据临床表现可散见于中医妇科学中的"月经后期""月经过少""闭经""不孕"等范畴。

中医妇科学认为,月经的产生是脏腑、气血、经络作用于胞宫的生理现象,当脏腑、气血、经络的功能失调,破坏了身体的阴阳平衡,就会导致月经失调、闭经、不孕、肥胖、高血脂、高血压等。而多囊卵巢综合征的患者,多见于肾虚、肝经郁热、痰湿瘀阻和气滞血瘀等类型。

对于体形肥胖的女性,建议多进行户外运动,最好每天坚持健走30分钟,并注意调节情绪,每天多喝开水,少喝饮料、冷饮,少吃甜品或辛辣食品。

肾虚型:双子炖白鸽

材料:女贞子10克,菟丝子10克,白鸽250克,生姜5片,精盐适量。

做法:将白鸽去除毛发和内脏,与菟丝子、女贞子一起放入炖盅内,加水3碗。炖1.5小时,用精盐调味即可食用。

用法:隔天1次,每个月连续服用10~15次。

作用:女贞子具有补益肝肾、滋阴明目、乌须黑发的作用,在《神农本草经》中被列为上品药材;菟丝子能补肾益精、养肝明目;白鸽是高级滋补营养品,肉质细嫩味美,为血肉品之首,加上以上食材的炖汤能起到补肾益精、调理气血、调节月经的作用。本品适合于月经推后、量少、色淡、质稀,渐至闭经,不孕,伴头晕耳鸣,腰膝酸痛,怕冷,手足心热,形体肥胖,多毛的女性食用。

肝经郁热型：郁金茶

材料：郁金5克，茶叶适量。

做法：将郁金和茶叶置入茶具中，加入沸水浸泡30秒后倒去沸水，再倒入第二轮沸水，浸泡，取汁代茶频频饮用。

用法：随时饮用。

作用：郁金性寒清热，既行气解郁，又行血凉血；茶叶可行滞，调理脾胃。此茶饮适合月经前脾气急躁、乳房胀痛、胸闷叹息，月经稀发、量少或月经先后无定期，婚后气郁不孕，形体胀胖，面部长痤疮，大便秘结的女性饮用。

痰湿瘀阻型：茯苓薏苡仁山楂粥

材料：薏苡仁15克，茯苓15克，山楂10克，米适量。

做法：将洗净的薏苡仁、茯苓、山楂和米一起放入锅中，加清水3.5碗，煮成绵粥，调味即可食用。

用法：每天1次，每个月连续服用7～10次。

作用：薏苡仁为常用的利水渗湿药，茯苓健脾利湿，山楂有消食化积、行气散瘀、消脂减肥之作用。以上材料同煮粥食，适宜于多囊卵巢综合征的女性而见形体肥胖、多毛痰多、婚久不孕、带下量多、胸闷恶心、四肢困倦乏力、大便不成形者。

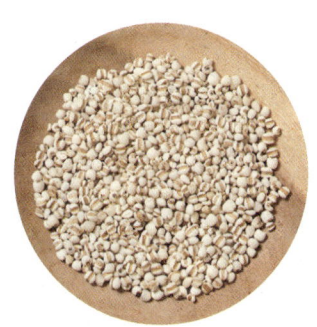 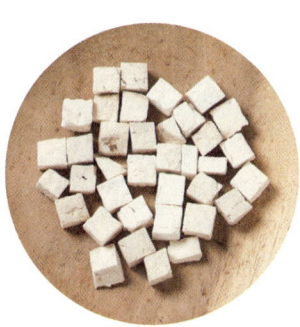 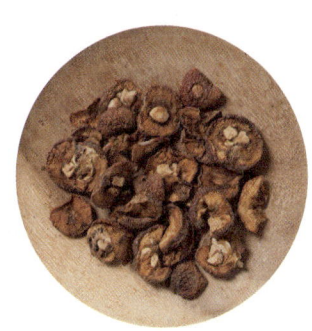

气滞血瘀型：川芎鸡蛋汤

材料：川芎8克，鸡蛋2个，精盐适量。

做法：将川芎与带壳的鸡蛋一起放入锅中，加水3碗同煮，鸡蛋煮熟后去壳再放入锅中煮20分钟，弃去川芎，加精盐调味即成，吃蛋饮汤。

用法：随三餐食用。每天1～2次，7天为1个疗程。

作用：川芎有行气开郁、活血调经的效果，多用于气滞血瘀型的月经不调、闭经、痛经等症；鸡蛋是扶助正气的常用食品。此药膳适合于月经延后、量少不畅，经行腹胀痛、乳房胀痛、经血色暗，夹杂血块，婚后不孕，精神抑郁的女性。

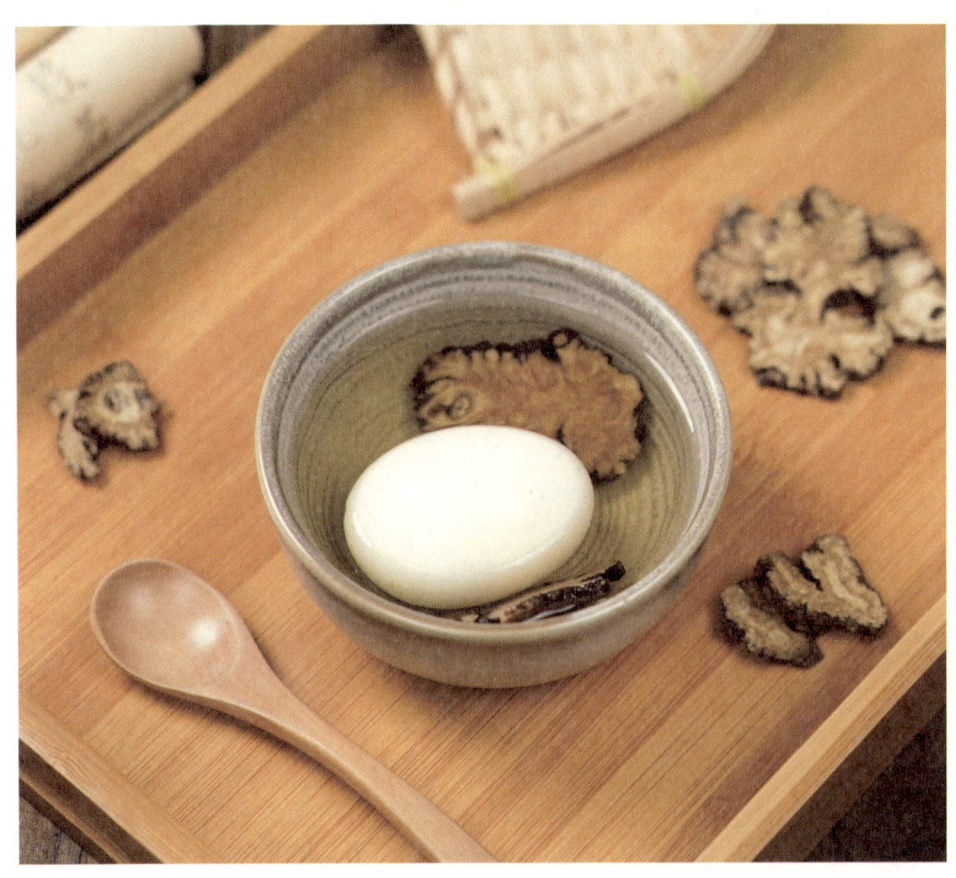

卵巢早衰：
30岁的年纪，50岁的卵巢

我们生活在一个剧变的年代，短短几十年，已经发生了极大的不同。快节奏的生活，高强度的工作，长期熬夜加班，让我们的身体承受了各种压力。其结果之一，就是我的诊室经常有女性朋友来看病，说自己月经明显推后或者是闭经了，但年龄还不到40岁。

就在前几天，有一位女士来找我，她名叫芝华，31岁，眉清目秀，但脸色苍白，眼睛周围有明显的黑眼圈。她告诉我，已经闭经超过6个月了。一问她才知道，她29岁生孩子，孩子不好带，工作又忙，加上一些家庭矛盾，芝华这几年过得又累又苦闷。经过卵巢功能方面的检测，结果提示芝华的卵巢功能早衰了。

◉ 卵巢有多重要？

卵巢对于女性非常重要，主要功能是产生卵子并排卵，它长什么样呢？这么重磅级的器官，其实长得很小。正常女性朋友的卵巢大小约4厘米×3厘米×1厘米，相当于本人拇指指头的大小。

卵巢有两个：在我们身体的盆腔内，位于子宫的左右两侧，输卵管下方的椭圆形器官，就是卵巢。卵巢有一个"巢"字，它的横切面也很像蜜蜂的巢，一个个巢位上面就布满了发育情况各不相同的卵泡。

卵巢不仅是一个掌管生殖的器官，它还调控女性身体200多个组织器官的功能。人的皮肤状态是否年轻、有光泽，人是精力旺盛还是觉得疲惫，甚至包括人的心血管系统、骨骼是否正常,以及消化吸收功能是否正常,睡眠质量好不好,记忆力是否衰退,性功能是否正常等,都与卵巢的调控有关。

如果我们的卵巢功能衰老了,不仅容易带来各种妇科疾病,更会慢慢导致全身功能衰退,人的衰老也就在所难免了。

◉ 如何确定卵巢早衰?

我们之前在第八章讲过,卵巢功能下降是有一个过程的:第一阶段是比较轻的,就是卵巢储备功能减退;第二阶段是发展相对加重的,就是早发性卵巢功能不全;第三阶段发展最重,就是卵巢早衰了。

如何确定自己是不是真的有卵巢早衰呢?建议去医院做血液检查,看FSH这个指标,年龄小于40岁的女性,FSH处于10~24国际单位/升,说明卵巢的储备功能下降;FSH处于25～40国际单位/升,在诊断上叫作早发性卵巢功能不全;如果FSH＞40国际单位/升,那就提示卵巢早衰了。

注意,开始检查的时间很重要,建议在月经来潮的第2~4天抽血检查,间隔1个月再复查1次,然后将两次结果综合分析,来判断卵巢功能是否不好。另外,检查前一天晚上一定要注意休息,避免因为休息不好而影响检查结果的准确性。

◉ 卵巢早衰如何调养?

凡是出现以上任何一种情况,我都建议找医生及时进行治疗。在中医的辨证治疗下,卵巢功能下降是有可能恢复的。如果不及时治疗,可能卵巢功能很快就滑坡,进入到卵巢早衰的阶段,问题就比较严重了,治疗起来难度就会大很多。

下面就来讲讲卵巢早衰最常见的几个类型,该如何进行日常食疗和调理,以及如何配合治疗。

1. 肾阳虚型

这种类型的女性特别怕冷,平时比别人穿得都厚,容易出现头晕耳鸣、食欲不振、腰酸乏力、头发早白、性欲下降、月经量少等情况。

白果猪肚煲鸡

材料: 白果15克,生姜30克,猪肚150克,鸡肉150克,精盐适量。

做法: 将以上食材分别洗净,猪肚、鸡肉切块,与白果、生姜放进瓦煲内,加入清水2000毫升,大火滚沸后改小火煲1小时,用精盐调味即可饮用。

用法: 随三餐饮用,每周2~3次。

作用: 补肾健脾,温阳调经。

注意: 容易上火、发热,面部长痤疮,口舌生疮,口苦咽痛,大便干结者不宜服食。

巴戟菟丝沐足方

材料: 巴戟天15克,菟丝子30克。

做法: 以上中药放入锅中,加水适量,煮沸后20分钟,倒入盆中,水温调成40℃左右,沐足20分钟。

作用: 可以补肾护巢,调经安神。适用于腰酸背痛、月经失调、失眠健忘、性欲下降、不孕不育者。

注意: 口渴口干、小便黄、大便干结、容易上火者不宜使用。

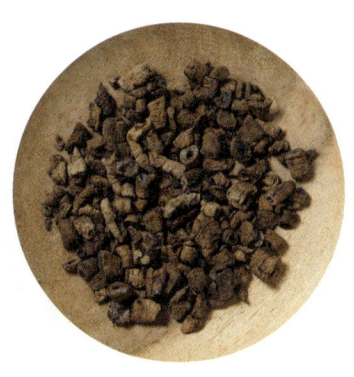
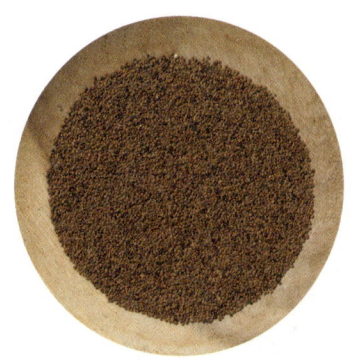

2. 气血亏虚型

这类女性或工作压力太大，或生孩子、带孩子劳累，导致她们常常感到疲倦，没有什么精神和力气，来看病时都想趴在桌子上歇一歇、靠一靠，胃口也常常不好，不怎么想吃东西，面色显得苍白，头晕眼花，月经量渐渐变少，最后好几个月不来月经，月经颜色淡红。

这一类就是典型的气虚体质，可以通过服用归芪羊肉汤（具体做法见第八章"女性未老先衰的三个阶段，你属于哪个阶段？"）来调理。

沐足方

材料：当归15克，黄芪30克，夜交藤15克。

做法：将上述药材放入锅中，加清水适量，煮沸15～20分钟，倒入盆中，温水泡脚，水要没过脚踝。每天1次，泡20分钟，泡到微微出汗。

作用：黄芪健脾益气；当归补血调经，活血止痛，润肠通便；黄芪与当归合用能加强补益气血、增强体质、改善卵巢功能的作用；夜交藤可以养血安神，促进睡眠，提高睡眠质量。这个沐足方有助于生发气血、通经活络，同时还能镇静安神。晚上睡眠质量改善了，服用调养卵巢功能药物的效果也会事半功倍。

注意：平时容易口苦咽干、大便稀烂、痔疮出血者不宜使用。

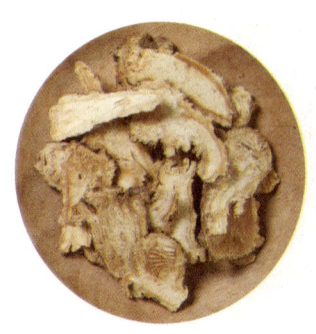 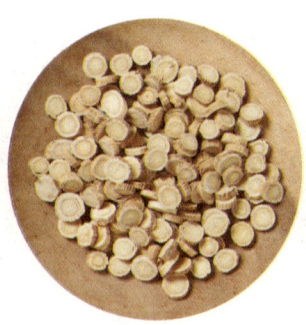 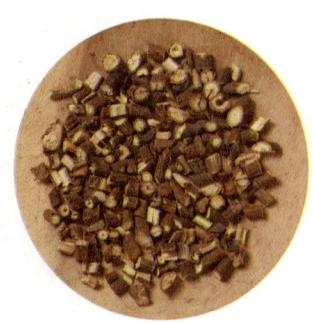

3. 血瘀型

这种类型的女性皮肤暗沉粗糙，大多会长各种色斑；口唇颜色也会发黑发暗，舌下静脉迂曲；经常有各种疼痛和淤堵，比如腰背部疼痛、头疼、经前乳房胀痛、小腹疼痛、月经颜色很深且夹杂很多血块、经血排出不顺畅。

存在这种情况的朋友可以通过服用桃胶三七炖鸡（见第七章"经血老是堵着不下来，是怎么回事？"内容）来调理。

沐足方

材料：丹参30克，续断15克，川红花10克。
做法：直接加入开水，每天晚上可以用来泡脚，泡20分钟左右。
作用：丹参和川红花具有活血、化瘀、调经的作用；续断能补肝肾、续筋骨、调血脉。经络疏通了，气血运行通畅了，对卵巢功能的恢复也起到了帮助的作用。
注意：孕妇和过敏体质者慎用。

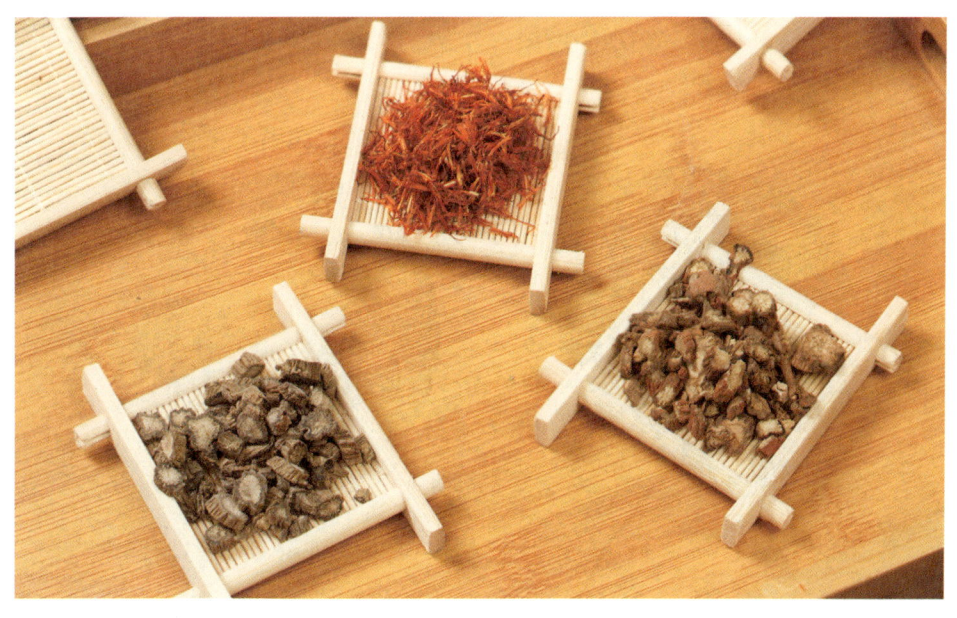

4. 气郁型

气郁型女性的表现：情绪不畅，容易生气，脾气暴躁，或者消沉抑郁，常常睡不好，多梦；经常觉得口苦，消化不良，腹胀嗳气，大便稀烂；经前乳房胀痛，头胀痛；等等。

合欢花鸡块焖饭

材料：合欢花10克，土鸡150克，大米200克，葱花、姜丝、酱油、麻油、芡粉适量。

做法：土鸡洗净，切成小块，放上适量葱花、姜丝、芡粉、酱油、麻油等搅拌均匀，备用；将洗净的合欢花放入煲汤袋中，与洗净的大米一起放入锅中，加清水适量，煮米饭至半熟，捞出合欢花袋，将调拌好的鸡块平铺在米饭表面，焖至鸡熟，即可食用。

用法：随三餐食用，每周2～3次。

作用：合欢花具有疏郁理气、镇静安神、活络明目的作用，与含有丰富蛋白质的鸡块共同焖饭，尤其适用于卵巢早衰而容易情绪激动、发脾气、失眠健忘，或体质虚弱、病后或产后失眠者。

注意：脾胃虚寒者和孕妇慎用合欢花。

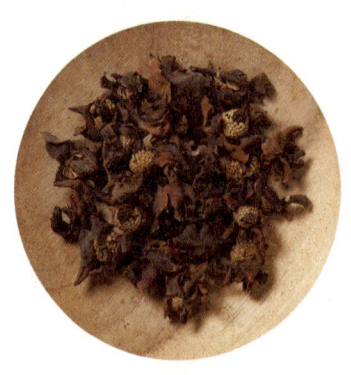
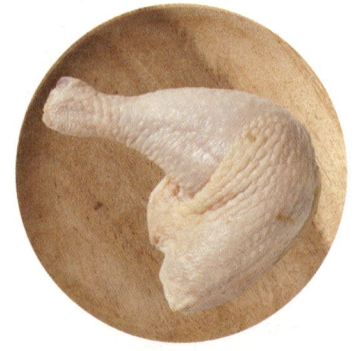

沐足方

材料：远志10克，广木香15克。

做法：将以上药材放入锅中，加入适量清水，煮沸15～20分钟，倒出调成温水，每天晚上沐足20分钟。

作用：远志有使人安定心神的作用；广木香在《神农本草经》中被列为上品，是临床广泛使用的食材和药物，能行气止痛、健脾消食。对于失眠状况比较严重者，可以将远志和广木香合在一起使用。

注意：情绪烦躁、感冒高热、口腔溃烂、痔疮出血等属实火者和孕妇不宜使用。

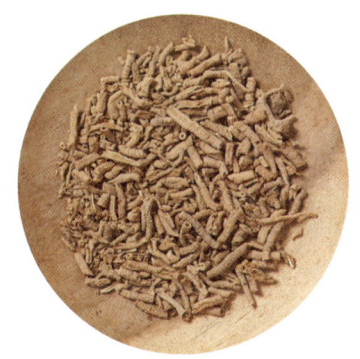
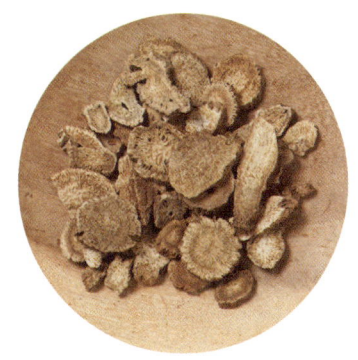

扫描二维码，
了解更多卵巢早衰的内容